阅读成就思想……

Read to Achieve

U0386453

吃的勇气

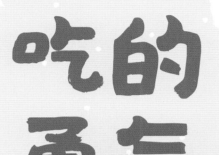

365天告别饮食内耗，与食物和解

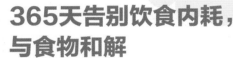

［美］伊芙琳·特里波尔◎著
（Evelyn Tribole）

张沁文◎译　徐婉清◎审译　郑　爽◎绘

Intuitive Eating for Every Day

365 Daily Practices & Inspirations to Rediscover the Pleasures of Eating

中国人民大学出版社
·北京·

图书在版编目（CIP）数据

吃的勇气：365天告别饮食内耗，与食物和解 /
（美）伊芙琳·特里波尔（Evelyn Tribole）著；张沁文
译 . -- 北京：中国人民大学出版社，2024. 10.
ISBN 978-7-300-33272-7

Ⅰ．R155.1

中国国家版本馆 CIP 数据核字第 2024RB4398 号

吃的勇气：365天告别饮食内耗，与食物和解

［美］伊芙琳·特里波尔（Evelyn Tribole）　著

张沁文　译

徐婉清　审译

郑　爽　绘

CHI DE YONGQI : 365 TIAN GAOBIE YINSHI NEIHAO, YU SHIWU HEJIE

出版发行	中国人民大学出版社		
社　　址	北京中关村大街 31 号	**邮政编码**	100080
电　　话	010-62511242（总编室）		010-62511770（质管部）
	010-82501766（邮购部）		010-62514148（门市部）
	010-62515195（发行公司）		010-62515275（盗版举报）
网　　址	http://www.crup.com.cn		
经　　销	新华书店		
印　　刷	天津中印联印务有限公司		
开　　本	890 mm×1240 mm　1/32	**版　次**	2024 年 10 月第 1 版
印　　张	10.625　插页 1	**印　次**	2024 年 10 月第 1 次印刷
字　　数	150 000	**定　价**	79.00 元

推荐序

陈珏

上海市精神卫生中心临床心理科主任、进食障碍诊治中心负责人，

中华医学会心身医学分会进食障碍协作学组组长

当今时代，"以瘦为美"的观念随着媒体传播不断蔓延。据调查，我国至少有六成的人有身材焦虑，于是引发了他们的各种节食减肥行为，而节食是进食障碍的高危因素，在东西方文化中均如此。

面对西方流行的各种极端节食文化以及节食行为带来的负面影响，包括饮食失调相关的健康问题，1995 年由两位美国注册营养师——伊芙琳·特里波尔和伊丽丝·雷施（Elyse Resch）首次提出了"直觉性进食"这一概念。直觉性进食是一种基于个人内在需求的进食方式，无论这些需求是生理的、情感的，还是其他影响因素所引发的，这种进食方式更加注重我们当下的身体需求，而不是执着于某些特定食物、卡路里的摄入量，甚至也不强调固定的进食时间。这一概念在全世界范围内得到了广泛的关注和认可，尤其在健康、营养和心理学领域，它帮助人们摆脱节食困境，修复与食物的关系，进而促进身体与心理的整体健康。

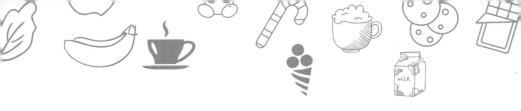

直觉性进食是一种对抗节食文化的方式，它提倡人们放下对完美身材的追求，其核心在于倾听身体当下的真实需求（一种内感意识），尽力摆脱那些来自节食文化的干扰声音。在这个过程中，你会学习如何觉察自己的饥饿感与饱腹感，觉察自己对于食物的错误认知，识别自己在进食时的情绪……生活不应当只花在准备饭菜、计算卡路里或者称重、计算不同营养比例上，享受自己的生活，而不是受困于热量、体重和身材。

本书详细阐述了直觉性进食的十大原则，并介绍了分阶段的持续 365 天的练习过程。这不仅为读者提供了理论基础，还给出了每周具体的目标和实践技巧，以帮助他们拥抱更尊重自我需求的进食方式，逐渐学会呵护和关怀自己的身体。在这本译作中，译者不仅严谨地传达了原书的核心思想，更以她精妙的笔触赋予了这部作品新的生命。

如果你也曾或正在遭受节食文化的困扰，那么也许我们可以共同期待，在本书的帮助下，找到一种更健康的进食方式。在练习直觉性进食的过程中，你也许会重新找回对身体的掌控感，而不是成为食物的奴隶。最重要的是，你将在自我和食物之间找到一个新的平衡。

最后，祝各位读者朋友都能摆脱节食文化下的身材焦虑，健康饮食，身心健康！

译者序

在完成《吃的勇气》这本书的翻译工作后，我不断感受到对自己身体的信任，以及来自内心深处的富足与平静。这本书不仅仅是一本关于饮食的指南，它还是一种生活哲学、一段自我认同的旅程，一次与食物和身体重建和谐关系的实践。

作者通过365天的日常实践和灵感，引导我们学会倾听身体的信号，尊重自己的饥饿与饱足感，摒弃那些对食物执着和矛盾的负面情绪。这些直觉性进食的经验与我自身的康复经验和路径不谋而合。

我曾是一位患有六年进食障碍的亲历者。在我21岁那年，因为患有神经性厌食症一度瘦至28千克并被医生开出了病危通知。在我恢复期间，我成了国内第一批以亲身经历支持进食障碍得以被正确认知的科普创作者、同辈支持组织 ED Healer 的发起人。因此，无论是在认知普及过程中接收到的声音，还是在翻译过程中的字句，我都能感同身受其过程中充满的挑战，甚至是迷茫、

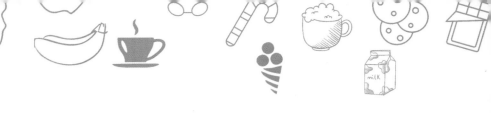

恐惧。但这本书恰到好处地给读者提供了温柔的指引和切实有效的经验，我相信，它会帮助大家在日常生活中安然地进行实践和感受自我关爱的灵感。

我要特别感谢我的好伙伴、本书的审译徐婉清（昵称"玩听"），她是 ED Healer 的联合创始人之一、国际进食障碍学会（The Academy for Eating Disorders，AED）委员会成员、哈佛大学公共卫生学院硕士毕业生，有多年的进食障碍研究经验。她的专业知识和对进食障碍领域的深刻理解，为本书的审译工作提供了宝贵的支持。我还要感谢我的艺术家好友郑爽，她毕业于英国伦敦艺术大学圣马丁学院，其作品多次在国内外展览中参展，她为本书创作了 10 多幅温馨治愈的原创插画。她们的参与保障了本书内容的准确性，并让本书以更易于理解和实践的方式呈现给中文读者。

我们希望这本书能够为那些正在与食物斗争的人们带来力量，并为希望改善与食物关系的人们提供宝贵资源。愿你在阅读的过程中有所启发和收获，愿我们都能享受人生中的每一口美食。

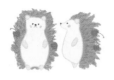

　　直觉性进食是一条培养个人与食物、心灵和身体之间健康关系的道路。当你能够真正尊重自己的内在智慧和身体感知时，你就会挖掘出一种深厚的力量（我敢说是超能力）来满足自己的需求。最终，这段旅程会演变成一次亲密的归途，使你坚定地相信自己站在不可动摇的真理上。当你从节食文化的专制中解脱出来时，你就会有更多的能量和思维空间去追求你的热爱和目标。这是改变生命的契机！

　　不幸的是，我们中的大多数人以牺牲对自我身体的了解为代价，被灌输并沉浸在节食文化的信息和饮食规则中。这为我们造成了困惑，破坏了我们的自我的信任，因为我们真实的智慧被掩藏了，却一直在外部寻找某种答案。

　　我撰写本书正是为了帮助激发和促进我们与身体智慧的联结。因为仅仅从知识上理解直觉性进食是不够的，尽管这是一个很好的开始，但它还需要更多的练习、耐心和意愿。

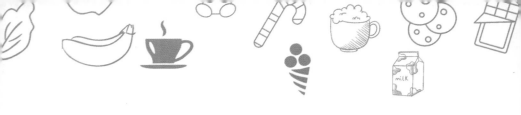

　　这本包含日常练习和灵感的书将成为你的盟友和慰藉，帮助你对抗这个充斥着节食文化的世界。它将引导、照亮并鼓励你的直觉性进食之旅。如果你想了解直觉性进食的基础和科学原理，那么我强烈建议你阅读《直觉性进食（第 4 版）》（*Intuitive Eating, fourth edition*）和《直觉性进食工作手册》（*The Intuitive Eating Workbook*）。

　　直觉性进食也可以成为结束节食文化在你的家庭中遗留下来的不必要痛苦的途径。通过我们个人的影响和行动，以及一次一次的对话，我们是有能力改变这种文化的。

　　在更广泛的层面上，请记住，如果你对自己的身体没有足够的安全感，就很难倾听它的信息和心智。归根结底，我们需要彻底的包容性，包括种族、性别、性取向、体型、能力和宗教信仰，这样直觉性进食的方法才能被所有身体接纳。这也意味着，我们需要积极致力于消除节食文化和压迫体系，因为它们衍生了身体羞耻、体重耻辱、种族主义、贫穷、创伤、恐惧、残疾人歧视和仇恨。我们需要更多文化上的、知识上的和生活经验上的包容，它们与深入的倾听相结合，才能为实现相互理解、让所有身体拥有尊严铺平道路。

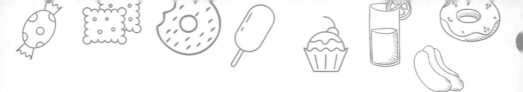

愿你无条件地自尊自爱。

愿你身心安然。

愿你重拾和重新感受进食的乐趣。

愿你从痛苦中解脱。

爱你的，伊芙琳

直觉性进食的十大原则

直觉性进食法是一种富有同情心、自我照顾的饮食框架，它以有尊严和尊重的态度对待我们的身体。它是思想、情感和本能之间的相互作用，它的根基在于倾听身体的感受，是一种被称为"内感意识"的过程。伊丽丝·雷施和我创建了"直觉性进食"的模型，这一模型首次出现在我们1995年出版的同名书籍中。现在这本书已经出到了第4版，有超过125项研究证明了直觉性进食模型的益处。以下是对直觉性进食十大原则的回顾。请记住，你不能仅仅选择其中一两项原则就称之为直觉性进食。

原则1 拒绝节食的心态

放下那些为你提供快速、轻松、永久减肥的、虚假的节食计

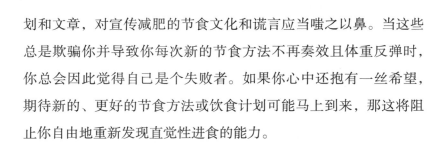

划和文章，对宣传减肥的节食文化和谎言应当嗤之以鼻。当这些总是欺骗你并导致你每次新的节食方法不再奏效且体重反弹时，你总会因此觉得自己是个失败者。如果你心中还抱有一丝希望，期待新的、更好的节食方法或饮食计划可能马上到来，那这将阻止你自由地重新发现直觉性进食的能力。

原则 2　尊重你的饥饿感

为身体补充足够的能量和碳水化合物，以满足生理的需求；否则，你可能会触发一种原始的过度进食的冲动。一旦你达到极度饥饿的时刻，所有适度、有意识进食的能力就都会变得不易把握和不再奏效。学会尊重这一生理信号，这是重建对自身和食物信任的基础。

原则 3　与食物和解

停止与食物的战争！无条件地允许自己进食。如果你告诉自己你不能或不应该吃某种特定的食物，就可能会产生强烈的被剥夺感，进而演变成无法控制的渴望，结果通常会是暴饮暴食。当你最终"屈服"于你的禁忌食物时，进食会变得如此强烈，通常会导致像末日大餐一样过度进食并产生难以忍受的负罪感。

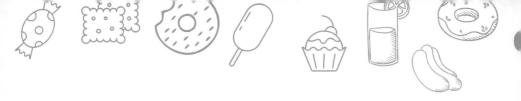

原则 4　挑战食物警察

大声对脑子里那些宣称你吃了最少卡路里的食物是"好"的、吃了一块巧克力蛋糕是"坏"的想法大声喊"不"。食物警察监管着节食文化所制定的不合理规则，它们深藏在你的心灵深处。它们的扩音器大声喊出负面的讽刺、绝望的短语和令人自责的控诉。赶走食物警察是回到直觉性进食的关键一步。

原则 5　发现满足因子

日本人有智慧地将快乐作为他们健康生活目标之一。在我们急于遵从节食文化的过程中，往往忽略了这其中存在的最基本礼物之一——在进食体验中获得的快乐和满足感。当你在一个诱人的环境中吃到你真正想吃的东西时，你所获得的快乐将是一股强大的力量，能使你感到心满意足。

原则 6　感受饱足感

为了尊重自己的饱足感，你需要相信你会吃自己真正渴望的食物。倾听那些告诉你不再饥饿的身体信号。留意那些让你感到舒适地吃饱的迹象。吃到一半时停下来，问问自己食物的味道如何，以及自己目前的饥饿程度是怎样的。

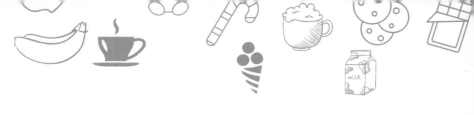

原则 7　善待自己的情绪

认识到对食物的限制，无论是身体上还是心理上都可能引发失控，这可能感觉像情绪性进食。请找到温柔的方式来安慰、安抚、分散注意力并解决问题。焦虑、孤独、无聊和愤怒是我们在生活中都会经历的情绪。每种情绪都有自己的触发因素，也都有自己的安抚方式。食物并不能解决任何这些感觉，它可能在短期内提供安慰，分散痛苦甚至使你麻木，但食物始终不会解决问题。如果有什么不同的话，从长远来看，因为情绪饥饿而进食只会让你感觉更糟。你最终还是要解决情绪的根源问题。

原则 8　尊重你的身体

接受你的基因蓝图。就像一个穿 38 码鞋的人不会实际期望自己能挤进 36 码的鞋子一样，对体型抱有类似的期望同样是徒劳的（且让人不舒服的）。但最重要的是，尊重你的身体，这样你才能对自己有更好的感觉。如果你对自己的体型或身材仍抱有不切实际的苛求，就很难摒弃节食的心态。所有的身体都应该有尊严。

原则 9　运动以感受差异

忘掉激烈的运动。只需多活跃起来，就能感受到不同。将注意力转移到身体锻炼的感受上，而不是卡路里燃烧效果上。如果

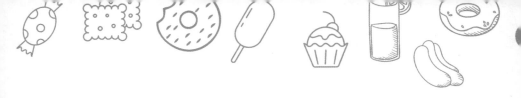

你专注于锻炼后的感觉上（如精力充沛），那么这可能会决定你是选择早晨起床后快步走还是按下闹铃继续贪睡。

原则 10　用温和的营养呵护你的健康

在选择食物时，既要尊重自己的健康和味蕾，又要让自己感觉良好。请记住，你不是要吃得完美才能健康。你也不会因为一份零食、一餐饭或一天的饮食就突然营养不良或变得不健康。重要的是你长期一贯的饮食。进步才是最重要的，而不是完美。

如何使用这本书

尽管本书像一位日常伴侣，包含了 365 个条目，但请按照你觉得合适的节奏阅读。比如，你可能会在某些部分流连忘返，对有些部分则想跳过，那就直到你准备好为止。总体而言，书中的练习和灵感都是相辅相成的，所以从头开始会更有帮助，但你可以随时重温任何练习。

直觉性进食的过程就是让你成为自己的专家。我（或任何其他人或书籍）都无法真正了解你的想法、经历、情感和背景。如果某项练习看起来令人害怕或触发了你某些情绪，没关系，先等

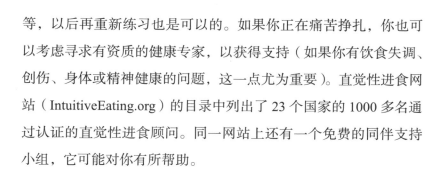

等，以后再重新练习也是可以的。如果你正在痛苦挣扎，你也可以考虑寻求有资质的健康专家，以获得支持（如果你有饮食失调、创伤、身体或精神健康的问题，这一点尤为重要）。直觉性进食网站（IntuitiveEating.org）的目录中列出了 23 个国家的 1000 多名通过认证的直觉性进食顾问。同一网站上还有一个免费的同伴支持小组，它可能对你有所帮助。

与直觉性进食 10 项原则相关的具体做法有 52 种，这些做法属于"本周目标"版块。其余 12 个版块是支持直觉性进食的愿望和做法，以下是关于这些的总结。

关于本书的内容

以下是书中穿插的每个版块的简要概述。

本周目标

每周以练习"直觉性进食十大原则"中的一个原则开始，以帮助培养和强化该原则。

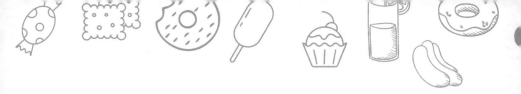

周中检查

这是一次检查,看看你在某项直觉性进食实践中做得如何,同时也意识到可能存在的挑战和见解。

培养信任

信任自己是直觉性进食法的核心。然而,节食饮食或遵循一个接一个的食物计划会侵蚀自我信任并产生自我怀疑。这些愿望将帮助你识别破坏自我信任的因素,唤醒对自己和身体信任的内感意识。

放弃节食文化

节食文化是如此诱人,即使你清楚它的毒性和危害也很难释怀。该主题帮助你放弃节食文化,对那些追逐节食文化的不切实际、那些失去的时间和精力而悲悯,因为这不仅伤害了你与食物、心灵和身体的关系,也伤害了你生活中的其他关系,如伴侣、朋友或孩子。

内感意识

自我联结最深刻的形式之一就是能够觉察来自身体内部的信

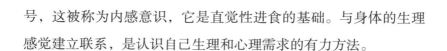

号，这被称为内感意识，它是直觉性进食的基础。与身体的生理感觉建立联系，是认识自己生理和心理需求的有力方法。

想想看，每一种情绪都有相应的身体感觉：恐惧引发的心跳加速、期待初次约会时的紧张胃部不适。这些生理感觉正在向你传达你的情绪状态和可能的心理需求。

同样，当你感受到膀胱充盈的压力、眼皮困倦的沉重感，或者听到胃里咕噜咕噜需要进食的声音时，你的身体感觉也在向你发出强大的信号，以使你的生理需求得到满足。身体感觉和感官知觉都发生在当下。本节将介绍一些基础的练习，帮助你与此时此地建立联系，这有助于强化与你的内感意识。将注意力集中在你身体各方面的感受上，就像直觉性进食的交叉训练——它们是相辅相成的。你越多倾听身体的不同感觉并与之建立联系，对你的帮助就越大。

具身化肯定

研究表明，培养积极的肯定语可以有力地促进改变，还能增加你的幸福感。为了使这个过程更有意义，我增加了一个具身化的部分，以帮助你培养身体感觉和与肯定语的个人联系。在肯定语中融入感受对我的患者产生了积极的影响，我希望对你也能有

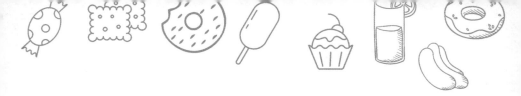

所帮助。

自我宽容

自我宽容是对感知到的失败和不足的一种内在的善意。研究表明,自我宽容是克服完美主义、身体不满和所谓饮食缺陷的有力因素,这最终将有助于你成为直觉性进食者。

欣赏身体

欣赏身体是培养直觉性进食和保护你远离有害节食文化的另一个关键因素。如果你与自己的身体对抗,那么你很可能不愿意倾听,更不用说回应它的信息和智慧了。这不是关于"要爱你的身体",而是欣赏和尊重它。

自我照顾

当你疲惫不堪或精疲力竭时,你其实很难注意到身体发出的信息。自我照顾对生活状态和茁壮成长至关重要,它是指重视并获得充足的睡眠、自我护理以及在项目和会议之间留有空间等。这是一种自我关爱的行为方式,像对待挚友或亲人一样对待自己。

饮食冥想

饮食冥想旨在帮助你培养对不同食物营养方面的感激之情。

情绪与渴望

有时，对食物的渴望是与情绪渴望或未满足的需求相关的。我们常常压抑、淡化或否认情绪的存在。但是，为了管理情绪，你需要有能力去感受到它们。这些思考和实践将帮助你获得清晰的认识。

爱的界限

为了满足你的需求，设置爱的界限是很重要的。设置并保持边界是一种照顾自己心理、情感和身体健康的方式。这也是一项重要的生活技能，可以防止节食文化进入你的生活中。

直觉性进食箴言

这些精炼的语句可以提醒你直觉性进食方法和过程的要点。

目　录

原则 1　拒绝节食的心态　//　1

原则 2　尊重你的饥饿感　//　37

原则 3　与食物和解　//　69

原则 4　挑战食物警察　//　107

原则 5　发现满足因子　//　137

原则 6　感受饱足感　//　167

原则 7　善待自己的情绪　//　197

原则 8　尊重你的身体　//　227

原则 9　运动以感受差异　//　259

原则 10　用温和的营养呵护你的健康　//　289

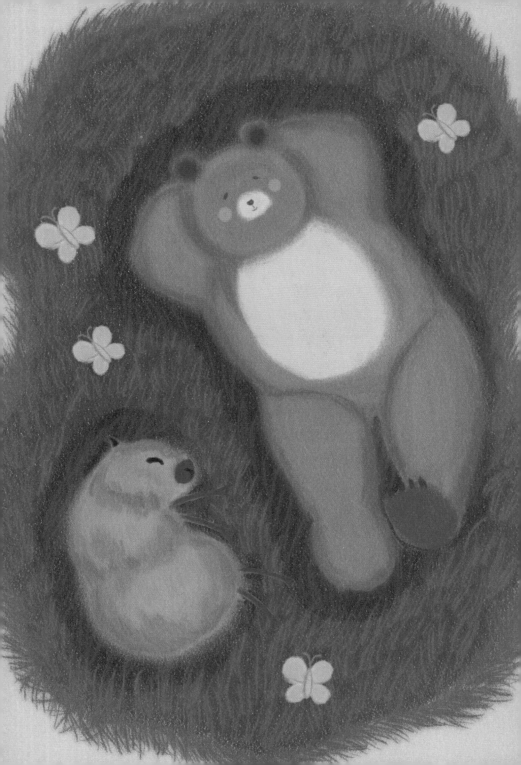

原则 1

拒绝节食的心态

第 1 天 ~ 第 42 天

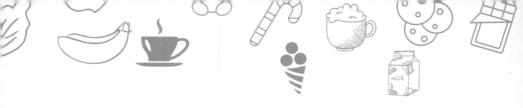

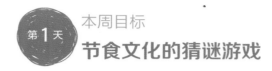

本周目标

节食文化的猜谜游戏

节食文化非常狡猾。它不断地打着健康、生活方式等幌子重塑自己的品牌。问题是无论节食文化隐藏在什么名字下，其根源都万变不离其宗：延续对肥胖的恐惧、身材羞耻和自我脱节。想要摆脱节食文化，最重要的就是能够正确识别它。只有通过拥有正确的意识，才能发生有意义的改变。

本周：下定决心，在你所见所闻的任何地方识别并解读节食文化，这类似于我们小时候玩的猜谜游戏。考虑这些来源：与朋友、家人的对话；广播、博客、社交媒体、电视节目、电影、健身房、美发室、美甲店、医疗机构、教室、商业广告、广告、与陌生人的闲聊、杂货店等。

解读节食文化，并不是要评价他人，而是要注意到它的无处不在。此外，还要注意它让你对自己的身体、饮食和整体状态感到了些什么。

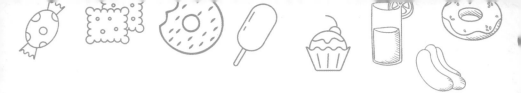

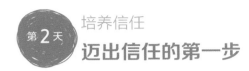

培养信任
迈出信任的第一步

在直觉性进食的道路上迈出第一步是一种自我相信的行为。感到摇摆不定和怀疑是完全正常的。尽量不要把自己的过程和别人的做比较，每个人都有自己独特的过程，受不同的因素影响，比如原生家庭、节食的时间长短、对身体的厌恶程度，等等。因此，每个人都需要不同的时间来培养自己与食物、心灵和身体的健康关系。

这是一段自我联结和自我疗愈的内在旅程，包括忘记和学习、自我发现和成长的过程。一开始，它可能会让你觉得这是一种信仰的颠覆，但这是完全正常的。

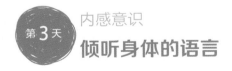

第 3 天 内感意识
倾听身体的语言

身体的感受就是你身体的语言——无论你是否意识到，它都

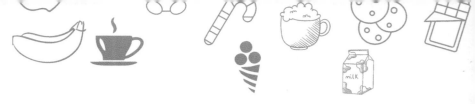

在不断地与你交流！一开始倾听身体的声音就像进入了一个拥挤嘈杂的派对。当你走进的时候，你无法直接听到可辨别的对话，只有许多对话同时进行着的模糊的轰轰声。但是，只要认出一张熟悉的脸，你就会与之打招呼并开始谈话。一开始，你需要集中注意力才能听清对方在说些什么，但很快，一切就会变得清晰起来，背景的谈话声和嗡嗡声也似乎消失了。对大多数的人来说，这个过程自然到他们通常都不会意识到这需要注意力。这是你已经知道该怎么做的事情。真的！将你的注意力放在你的身体感受上才算得上是挑战。

 周中检查

第4天 到目前为止，你注意到了节食文化的哪些方面

当你听到有关于节食文化的内容或看到相关行为时，它是如何影响你的？会引发你的比较吗？还是让你感受生气或焦虑？它会让你产生自我怀疑吗？感受没有对错之分，只是去注意它。

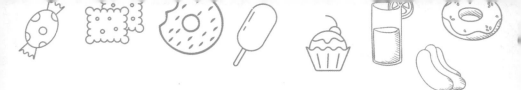

第5天 欣赏身体
身体是你的"家"

　　你不是一具皮囊，你所拥有的身体容纳着你的意识、你的灵魂、你的精神、你的生命力（任何与你有共鸣的描述）。如果把你的身体看作你余生的"家"呢？你身体里存在的每一个细胞都是你唯一的"家"的一部分。你不必喜欢你的"家"，但重要的是要尊重它、有尊严地对待它。什么样的家庭环境能培养你对自己的爱，让你觉得自己是受欢迎的？什么样的室内环境可能需要重新安排——也许是你该如何与自己交谈？也许是你该如何对待自己？

第6天 自我宽容
你会对朋友或爱人说什么

　　你对自己说话的方式对你的心态有着深远的影响。自我宽容

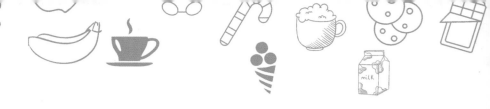

是一个重要的工具，它可以帮助你培养一种善待自己、理解自己的态度。这种换位思考可以帮助你铲除内化节食文化的内心恶霸。要想获得自我宽容，可以尝试问自己："在这特殊情况下，我会对朋友或爱人说什么？如果我是父母，我会对孩子说什么？"

实　践

　　如果你发现内心的恶霸唤起了严重的自我批评和评判，那么在这种情况下，你会对你爱的人说些什么？

放弃节食文化

放弃节食文化并不代表放弃健康

　　人们常常担心，放弃节食文化就意味着放弃健康。事实恰恰相反！追求减肥的结果反而会导致不健康，比如体重循环、暴饮暴食、体重羞耻、对身体不满，以及进食障碍风险的增加。在严格的"健康"饮食背景下，也会出现类似的有害结果。不要忘记，心理健康是整体健康的重要部分。对你吃的每样东西都感到担忧

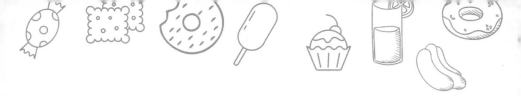

和压力会影响你的身心健康。

想要感觉良好并没有错。追求可持续的健康行为是正确的，比如获得充足的睡眠、参与快乐的运动、培养有意义的人际关系。当你放弃了对食物或计划的追求（对有些人来说是痴迷），你将会有更多的时间去追求其他促进健康的东西。请记住，体重不是一种行为（关注）。

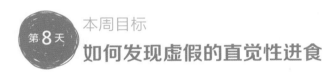

本周目标

如何发现虚假的直觉性进食

随着直觉性进食运动的发展，许多减肥公司正在利用其受欢迎程度而改变它们的营销策略。不要被愚弄了，它们依然植根于节食文化。减肥就是减肥，不管你怎么称呼它都无法改变。下面这些都是节食的迹象，只不过是用反节食的语言假饰的：

- 它说这是一个基于心理、科学或正念饮食的计划，但它让你计算卡路里、健康程度分值、宏量营养素（碳水化合物、油脂、蛋白质等）或食物品种；

- 它可以让你在特定的时间里吃任何你想吃的东西，但是不允许在任何任意时间吃东西，即使你饿了；

- 这是一项医学检测计划，为了让你瘦身而削减食物品种、卡路里以及宏量营养素，可悲的是节食文化甚至劫持了医疗；

- 前后照片对比被宣传并认可为该计划有效的证据；

- 宣传减肥带来幸福和健康的理念；

- 它也有作弊日；

- 它对"起效果"的定义很狭隘，只决定于体重、体型的大小。

本周：设定你的目标，留意减肥计划被偷偷推销的各种方式，包括社交媒体、脱口秀、广告以及跟随那些减肥计划的朋友。这些做法可以帮助你增强意识。

第9天 直觉性进食箴言

> 直觉性进食是一个人的旅程，只有你知道你的身体需要什么。

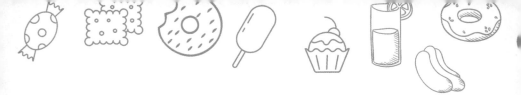

善待自我

第10天 自我更新是一种善待自己的行为

善待自己是关于更新和修复，而不是自我放纵。它能让你给自己充电、满足你的基本需求，这样你就会感到精力充沛、身心平衡——无论是工作、学习还是帮助他人。当你筋疲力尽、压力过大的时候，倾听身体发出的信号是很难的，更不要说去回应压力了。其实，最重要的自我照顾是免费且能简单获得的很平常的必需品，比如获得足够的休息或进行冥想练习。

周中检查

第11天 你有没有发现任何隐形的节食文化信息

你是否注意到在任何节目、服务平台、社交媒体帖子或广告中采用了直觉性进食、科学、正念或心理学相关的语言？关键是要对这些信息感到好奇并质疑，发现其中的节食行为，如计算宏

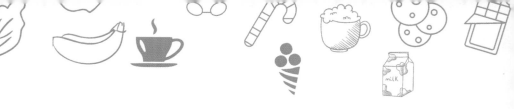

量营养素或者卡路里、削减食物品种以及任何让你忽视身体需求的行为。

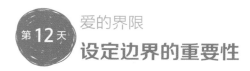

爱的界限

第12天 设定边界的重要性

边界，或与他人设定边界，对于与他人建立健康关系是至关重要的。这些能够保护你宝贵的能力，包括你的时间、精力、情感健康和身体健康。边界也是远离和放弃节食文化的重要工具。

在你感觉到过度投入、不满、被刺激到、被消耗或者处于精疲力竭的边缘的时候，都是你付出太多而牺牲自己幸福的迹象。在这里，设定边界会起到什么样的作用呢？在你的生活中又会是什么样子呢？

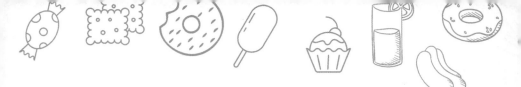

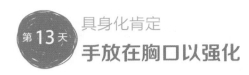

具身化肯定

第13天 手放在胸口以强化

肯定语是关于你自己的陈述，它肯定你的内在的积极品质、力量和价值，即使你还没有完全相信它。大量的研究表明，培育积极的自我肯定是有显著益处的，包括增加幸福感和重新联结你的大脑来积极地看待自己。

为了最大限度地发挥自我肯定语的作用，以下这些方式是有帮助的。

- 把手放在胸口。这种滋养的行为会释放催产素，催产素是一种促进健康的天然激素，具有抗压力、愈合和建立联结的作用。
- 想象并强化你正在体验的积极感受。我将在接下来的部分指导你完成这个过程。

实 践

让我们来试试"我是值得被爱的"这句肯定语吧，然后将手放在胸口上。如果你感觉有帮助，那么你可以在下一步

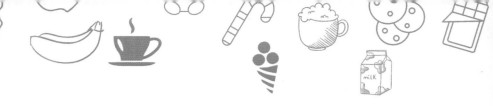

闭上眼睛。回忆一个让你感到被爱和安全的场景、一个人或一件事。清晰地在脑海中回忆，专注于这种感觉。当这种情况在你的脑海中变得清晰时，把你的意识放在被爱的感觉上。

与这种感觉状态建立联结，并将手仍然放在你的胸口。慢慢地重复三遍"我是被爱着的"。

培养信任

第14天 什么时候你被告诉过"你的身体是不能被信任的"

你并不是生来就认为自己的身体不可靠或不值得信任。每次你开始节食，你的自信心就会遭受破坏。如果你在很小的时候就被强制节食，那么这种对信任的破坏就会更加根深蒂固。每次你否认身体的饥饿感时，信任一次又一次地被打破，这都会让你对自己产生怀疑。久而久之，你就会很困惑。要知道，每次你与你的身体联结，都是在重建神圣的自信。

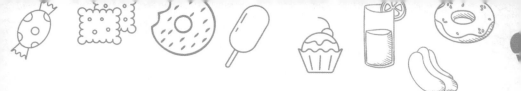

第15天 本周目标

管理你的社交媒体动态

　　社交媒体上铺天盖地的"健康"食物、被修过图的身材和被美颜过的自拍，很容易引发节食心态和身材对比。你能为自己做的最好的事情之一就是取消关注任何会让你对进食或身体感到内疚或羞耻的社交媒体账号。这么做对那些有害健康的账号也是有帮助的。

　　本周：探索支持性和积极的社交媒体账号，这些账号致力于促进食物自由和身体和平。寻找具有不同形状、大小、性别、年龄、能力、种族和民族特征的支持身体的积极账号。

第16天 情绪与渴望

像欢迎意外来客一样欢迎你的情绪

　　在贾拉勒丁·鲁米（Jelaluddin Rumi）的经典诗歌《客栈》

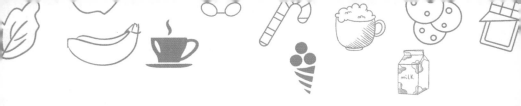

（*The Guest House*）中，苏菲派诗人建议我们像邀请一位不速之客一样邀请每一种情绪，因为它们是强大的向导。的确，想象一下，我们迎接和欢迎我们所有的情绪，因为它们让我们可以识别出自己的需求。它们是让我们通往真正自我认知的能量渠道。然而，我们常常忽略了我们不喜欢的情绪，同时试图抓住我们喜欢的情绪。

持续追求某种饮食计划和试图改变你的体型，剥夺了你真正了解自己和你的情绪的机会。节食可以作为一种防御机制，过度运动也是如此，最终将会使你与自己的感受脱节。

负面情绪可以转化为另一种智慧品质，但你需要去感受它们才能实现。例如：

- 化孤独为对有意义的联结更加重视，并找到培养这种能力的方法；
- 化失去亲人的悲伤为你更加珍惜当下，不再把亲密关系视为理所当然；
- 化愤怒为你渴望提升自我或设定界限所需的激励。

"感受情感的想法"听起来可能非常脆弱和令人生畏，你其实不需要完全沉浸在自己的情绪中。你可以根据自己的耐性，一点一点地与它们相处。偶尔休息一下也是可以的，如果你能有意识

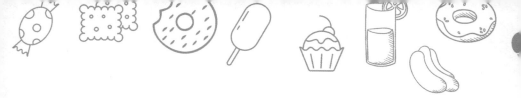

地练习就最好了。如果你正在挣扎，那么和一个也接受过直觉性进食训练的治疗师谈谈可能会有所帮助。

第17天 直觉性进食箴言

> 我的身体需要无条件地得到滋养，不管我昨天吃了什么。

周中检查

第18天 让你的媒体关注和播客多元化

你探索过新的社交媒体账号吗？当你被积极多样化的图像信息包围，不再受节食文化侵蚀时，你可能会开始注意到你的感觉发生了变化。不再被节食文化信息淹没，你的感觉会是如

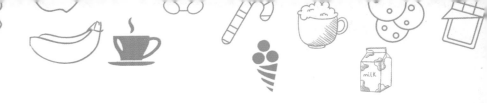

何？我强烈建议你收听这些播客来激励自己：克里斯蒂·哈里森（Christy Harrison）的《美食心理学》（*Food Psych*）、温迪·洛佩兹的（Wendy Lopez）和杰西卡·琼斯（Jessica Jones）的《美食天堂》（*Food Heaven*）以及劳拉·托马斯（Laura Thomas）的《别给我的游戏加盐》（*Don't Salt My Game*）。

内感意识

关注你的身体，就像你在等一条重要的信息一样

我们倾向于一天多次查看手机。一个熟悉的信息通知声会把你从你正在做的事情中拉出来。如果是重要的事情，你可能会放下手头的事情去回复。如果你把你的身体感觉看作个人的生物信息呢？如果你善意地给予你的身体同样程度的关注——只是检查那些可能需要你关注的身体信息呢？

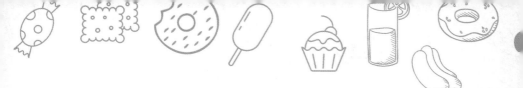

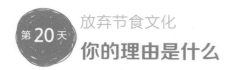 放弃节食文化

你的理由是什么

你很值得去反思一下你为什么要放弃节食文化（除了节食不起作用的事实之外）。清楚地了解你为什么这样做，这可以帮助你避免被卷入下一个最新、最潮流的饮食 / 生活方式 / 食物计划，不管它叫什么名字。也许你与其中一个有联系：

- 我想要回我的生活；

- 我想要完全活在当下的生活中；

- 我想结束对食物和身体的焦虑；

- 我想获得食物和身体自由；

- 我想停止节食文化在我家的代际相传；

- 我想停止对食物的痴迷；

- 我想结束食物带来的负罪感和身体羞耻感所带来的消耗。

第21天　自我宽容

自我宽容的三个关键步骤

自我宽容专家克里斯廷·内夫（Kristin Neff）博士提出了一个简单的框架，可以帮助你培养自我宽容。

- 哎哟！承认痛苦的时刻，不管有多么微不足道。这可以包括你的自言自语、行为、情绪或任何导致痛苦的情况。

- 肯定痛苦是生活的一部分。你并不是一个人在受苦，挣扎也是正常的。

- 对自己说些友善的话。这可以包括用"我可以＿＿＿＿＿＿＿＿＿＿

＿＿＿＿＿＿＿＿＿＿＿＿＿＿＿＿＿＿＿＿＿＿＿＿＿＿＿"。

　　－ 对自己好一点；

　　－ 对自己有耐心；

　　－ 接受自己；

　　－ 原谅我自己，放下我的错误。

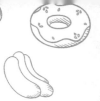

 第22天 本周目标
放下食物的重量和对它的测量

许多饮食计划，也就是生活方式或食物计划，要求你称重或量化你的食物。除非你有特定的饮食或有特殊的医疗条件，否则真的不需要考虑测量食物的重量。你的身体不是一台机器，它值得你信任。

本周：反思一下你可能经常计量的食物，比如谷物、坚果、肉类、油脂、酱料和饮料。也要考虑一些隐性的测量，比如用你的手来控制食物的分量。试试本周你可以放弃计量哪些食物呢？

 第23天 饮食冥想
我可以滋养每一个细胞吗

我感谢我的身体，感谢它今天允许我做的一切。我感谢每一个为我的存在而不知疲倦地工作的细胞，从跳动的心脏细胞到呼

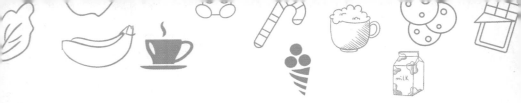

吸的肺细胞。

愿我滋养的每一个细胞、每一个器官都达到完全的满足。

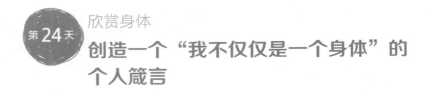

欣赏身体

第24天 创造一个"我不仅仅是一个身体"的个人箴言

你来到这个世界上，不是为了被凝视和物化，那不是你作为人的人生目的。你远不只是一具身体。当你专注于自己的身体属性，把自己的身体和他人比较时，就是一种自我物化的体现，是通向不快乐的快车道。你并不是唯一一个陷入这种困境的人，因为这是一种文化认可的物化形式，它延续了体重污名的内化。

在他人不断的身体评判下，你开始将自己的身份和自我价值与外表融合在一起，而不是与作为一个人的你相融。这就变成了一个自动的思维过程。如果不加以控制，它就会定义你。反复提醒自己"你远不只你的身型"是很有用的。你也可以创造自己的个人箴言。也许下面这些箴言有适合你的：

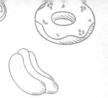

- 我不仅仅只是身型；

- 我的身体不能定义我的价值；

- 我的身体与我的性格优势无关；

- 我的身体是我余生的"家"。

 周中检查

第25天 你放弃了哪些砝码

如果你已经计量食物很长时间了，那么放弃可能会让你感到畏惧。没关系，按照自己的节奏进行，你不必一下子放弃所有的事情，也许可以从一种食物、一顿饭或一份零食开始。随着时间的推移和重复，这将变得更容易。

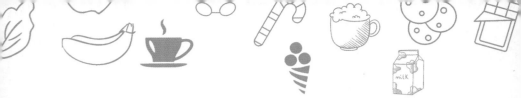

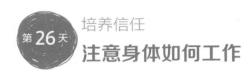

培养信任

第26天 注意身体如何工作

注意是一种强有力的练习。保持好奇心，注意你的身体在做的一些被视为理所当然的日常活动。

- 注意你的身体呼吸。把你的意识放在你的肺部。注意你的吸气和呼气。注意，你可以控制自己的呼吸，如果你愿意的话。

沉思：你的身体是如何知道怎么呼吸的？

- 注意你的心跳。把你的手指放在手腕上，摸摸你的脉搏，注意每一个有节奏的节拍。

沉思：你的身体是如何知道怎么用心脏输送血液的？

- 注意你的眼皮在眨。注意，你可以控制你的眨眼。

沉思：你的眼皮是如何知道怎么眨眼的？

- 注意你的膀胱在满的时候。注意，你可以选择何时小便。

沉思：你的身体是如何知道怎么小便的？

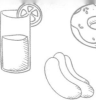

培养对你身体工作的意识有助于建立联系、信心和信任，你的身体知道如何调节自己，包括知道什么时候需要吃东西。

 直觉性进食箴言

> 我选择那些让我感到满足和身体感到良好的食物。

 具身化肯定
我是值得被爱的

将双手分别放在对侧的手臂或肩膀上（双臂交叉），这种技巧被称为自我拥抱或蝴蝶拥抱，这种养育的动作也会释放催产素。

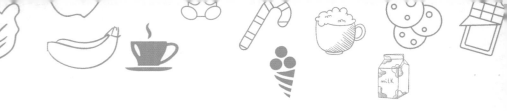

你感觉如何？你也可以把手放在胸口上，喜好没有对错之分。

实 践

　　让我们试着用蝴蝶拥抱来肯定"我值得被爱"。采取放松的坐姿，双手分别放在对侧的肩膀上。回忆一个你感到被爱的特定时刻（可以回想一件能激发你被爱的感觉的情景或事情，如一件事、一个人的行为或言语，或者一只心爱的宠物）。当这种情况在你的脑海中清晰时，把你的意识放在被爱的感觉上。

　　利用这种感觉状态，用你的双手做一个蝴蝶式的拥抱，慢慢地重复三次"我是值得被爱的"。

本周目标

第29天

你准备好删除跟踪应用程序了吗

　　成为一名直觉性进食者的关键一步，是将你的注意力转移到身体内部产生的感觉上，以指导你的饮食决定。把你的饮食决定

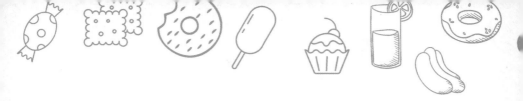

外包给一个应用程序或追踪器会让你与你的身体脱节，这会产生怀疑。应用程序对你身体的需求、偏好和饥饿感一无所知。研究表明，这些跟踪应用程序与饮食失调行为的发展和维持有关。

本周：如果你完全允许自己删除食物和健身追踪应用，你会有什么感觉？如果你觉得这一步太大了，那就注意一下（在不带评判的意识下）使用这些应用程序给你带来的感受吧。

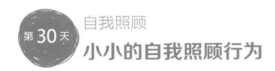

第 30 天 自我照顾
小小的自我照顾行为

今天你可以进行哪一项简单的自我照顾活动让你感觉恢复了一点？也许你可以：

- 休息 15 分钟，闭上眼睛；
- 邀请你的伴侣或室友准备 / 做晚餐；
- 今晚早点上床睡觉；
- 按时结束工作，而不是工作到很晚；
- 选择泡个澡而不是淋浴，让自己的休息时间更放松一点；

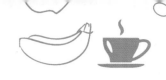

- 看日落；
- 看日出。

 爱的界限

没有解释的"不"是一种边界

设定边界最直接的方法之一就是对请求说"不"，不做任何解释。你不是孩子，你没有义务解释。这可能会感觉很困难，尤其是如果你倾向于取悦别人。

试试下面这些方法吧。

- "不行。"
- "我很想，但是不行。"
- "不，我希望我可以。"（只有当最后一部分与你的情况相呼应时才会说出来）
- "我很失望，我需要拒绝。"
- "不行，但是谢谢你想到我。"

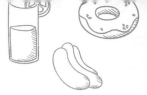

第32天 周中检查
关于食物计算应用，你注意到了什么

你能删除你的食物计算应用吗？如果可以，那是什么感觉？如果不能，你有没有注意到使用食物计算应用来监控你的饮食给你带来的感受？下一步可能就是不使用你的应用程序，即使一天只吃一顿饭。

第33天 内感意识
普遍的倾向性问题

如果你与你的身体脱节，那么去倾听身体的感觉可能是一个令人生畏的想法。很多人生活在自己的脖子以上，即被自己的思维规则所束缚，以不真正了解自己的感受为代价。

培养内感意识就是把你的注意力向内转移。现在就从反思这个普遍的倾向性问题开始："我现在的感觉是愉快的、不愉快的还

是平和的？"

如果你不清楚也没关系。简单地提出这个问题，然后倾听内心的回答是一个很好的练习。请注意，这个问题并不是在问你的情绪感受，也不是在问你的饥饿程度。这是一个宽泛的自我检查问题，将你和你的身体联系起来。你越关注你的身体，就越了解它。

实　践

一天中暂停几次，问自己这个万能的问题。注意你的反应在一天中是如何变化的。

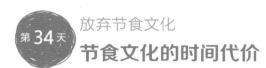

放弃节食文化
第34天 节食文化的时间代价

弄清楚追求瘦身到底让你付出了什么代价是有帮助的。这不是关于评判、羞耻或嘲笑的问题；相反，这个过程是一个情感清单，它将为你提供直觉性进食的道路，特别是当你想再尝试一个

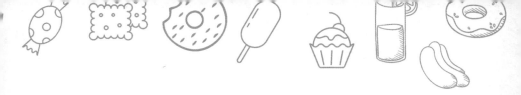

食物计划、排毒、30天挑战或者其他任何名义的瘦身的时候。

反思一下，你花了多少时间专注于追求改变你的身体。想想你花了多少时间准备食物、购买特殊产品、反复思考你要吃什么或不吃什么。如果退出节食文化会为你节省出多少时间？拥有这些空闲时间是否可以提高你的生活质量？

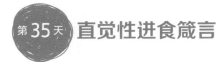

第35天 **直觉性进食箴言**

> ★ 直觉性进食是一种倾听内心深处的练习。 ★

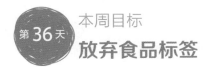

本周目标
第36天 **放弃食品标签**

食品包装不知道你的饥饿程度，也不知道你的身体需要多少

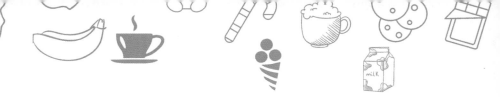

食物才能感到满足。然而，你有多少次让食品标签告诉你该怎么做呢？以这种方式使用食品标签是一种微妙的方式，你可能是在使用外部因素而不是你的身体来指导你的饮食决策。如果你在吃完食品标签上指定的任意份量后仍然感到饥饿，你该怎么办？

本周：练习放弃食品标签来决定你吃多少。试着在这周不看食品标签的情况下吃一些食物。

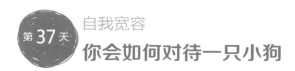

自我宽容

你会如何对待一只小狗

自我宽容不仅仅是我们对自己说话的方式，它还包括我们如何对待自己。当你习惯于因为自己的"不良行为"而惩罚自己，比如违反饮食规则，自我宽容就更不容易。用小狗的形象作为隐喻可能会有所帮助。小狗唤醒了一种天生的温柔和对该做什么的普遍认知。你只知道最好是温柔地接近它，避免吓到它。当然，永远不要故意伤害小狗。如果你像对待小狗一样对待自己会怎么样呢？

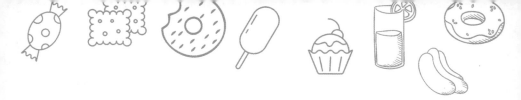

想象和思考：注意你是如何接近一只小狗的。你会慢慢地走向它吗？你会怎么和小狗说话？即使它犯了错误，你也会善待它吗？

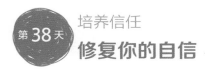

培养信任

修复你的自信

自信是可以修复和培养的，这包括学会依靠你的内在资源（情感、认知和身体）来驾驭世界，这对心理健康非常重要。把你的身体想象成你的自信导航系统的一个组成部分。

节食文化会破坏你的自信，几乎把你的自信打得一蹶不振。

当你和你的身体较劲，或者推迟你的生活满足直到你的身体达到某个目标，你本质上是在某种条件下生活。

与之相反，人本主义心理学创始人卡尔·罗杰斯（Carl Rogers）提出的"无条件地积极关注自己"，让自信得以蓬勃发展。这意味着完全接受自己的一切（包括优点、缺点）。这对蓬勃发展和自我实现至关重要。

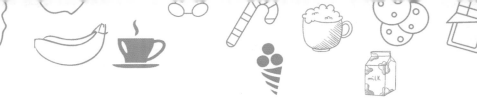

问题不在于你的身体，而在于文化投射到身体上的自我价值、美德和身份。学习如何无条件地接受自己，仅仅因为你是一个人，这是通往自由的道路。

周中检查

第**39**天
注意食物标签如何影响你的思想

当你不那么频繁地查看食物标签时，你会产生什么想法和感受？请记住，你的身体有你的内在指南针，帮助你导航识别饥饿、饱腹感，最终控制你吃下的食物量。

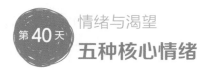

情绪与渴望

第**40**天
五种核心情绪

研究情绪的科学家大多认为人们有以下五种核心情绪：

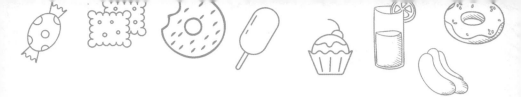

- 愤怒；
- 恐惧；
- 厌恶；
- 悲伤；
- 愉悦。

当然，情绪还有很多复合情绪。你越能清晰地识别和真实地感受自己的情绪，就越能掌握情绪素养，最终帮助你满足自己的需求。如果你成长的环境不允许你表达自己的感受，甚至因为这样做而受到惩罚（但仍然有可能学习），这可能会更加困难。

实 践

当你开始一天的生活时，不妨好奇地留意一下你的情绪。你能识别它们吗？你会赋予这些情绪哪种描述性特征：愉快的、不愉快的还是平和的？是什么让你意识到这种情绪的？是你身体上的感觉（比如感觉又热又紧张）还是因为某个事件触发了你的情绪变化？

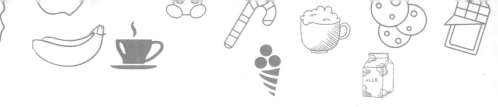

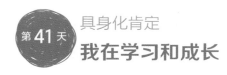 具身化肯定

我在学习和成长

在学习新事物的过程中磕磕绊绊是很正常的，这是成长过程的一部分，更不用说这是人之常情。不幸的是，节食文化强化了完美主义和全有或全无的思维。具身化肯定了学习和成长的过程充满了摸索和错误，而不是完美主义。

实 践

回忆一个你在学习新事物时因为自己的进步而感到充满希望和自豪的情景，可以是任何事情：从学习如何进行一项运动或一种新乐器到制作一种新食谱、说一门新语言或掌握一项新技能。当这种情况清晰地呈现在你的脑海中时，把你的意识放在感到自豪的感觉上。现在，强化这种感觉。你只需在脑海中呼唤它，并将注意力集中在这种感觉上。现在，细心体会这种感觉。

利用这种感觉状态，把手放在自己的胸口上或来个自我拥抱，慢慢地重复三遍"我在学习，我在成长"。

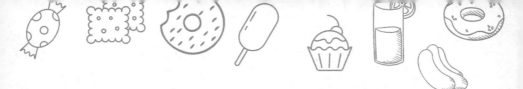

第42天 直觉性进食箴言

滋养我的身体是一种善良和自我尊重的行为。

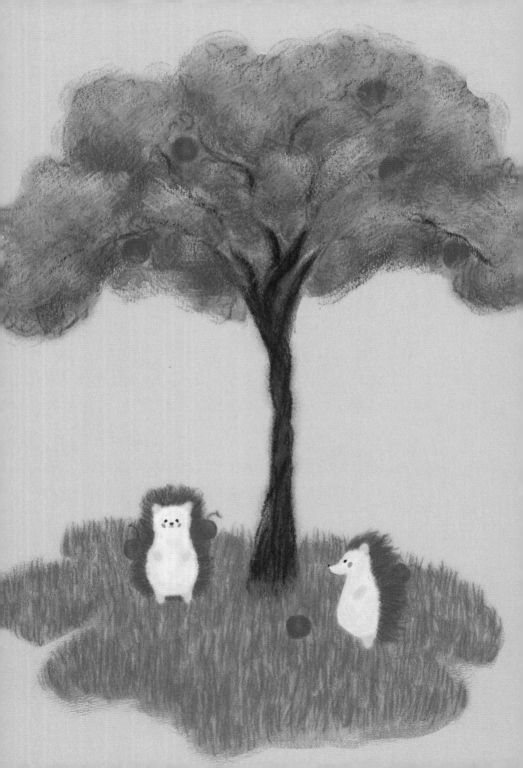

原则 2

尊重你的饥饿感

第 43 天 ~ 第 77 天

本周目标

第43天
你饥饿的最初迹象是什么

你的身体会通过表现出饥饿的迹象来让你知道它需要营养，不同的人会以不同的方式表现出来。能够识别早期的饥饿信号是有帮助的，这些信号通常有点微妙。有些人通过微弱的咕噜声或空腹感来感到饥饿；有些人首先会因为想到食物而感到饥饿——是的，吃东西的愉快想法是正常饥饿体验的一部分。当饥饿感开始增加时，它的存在感会更加明显，有时还会让人感到不愉快。有些人可能会经历情绪的转变，或者注意力不集中；有些人可能会感到轻微的困倦或疲劳，即使他们晚上睡得很好。

本周：注意你的早期饥饿迹象。在这些迹象出现后，你觉得什么时候开始吃东西最好？你看到了什么规律？

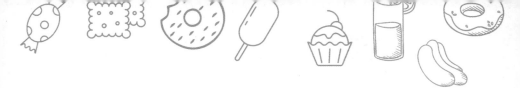

欣赏身体

第44天

欣赏身体是培养直觉性进食的关键

　　欣赏自己的身体为与自己建立更深层次的联系铺平了道路，这是一种共生关系。通过内在感受意识听到身体的需求是一回事（这很好），但及时回应这些信息同样重要。

　　2017 年一项针对女性的研究发现，欣赏身体是直觉性进食者的内在感受性意识和反应性之间的关键缓解因素。他们更有可能通过无条件允许自己进食来照顾自己的身体，依靠内心的饥饿和饱腹感暗示是出于身体而不是情感原因而进食。

自我照顾

第45天

你的自我照顾是一个重要的、非自私的优先事项

　　当你的情感和身体带宽很低的时候，很难给予和服务他人。

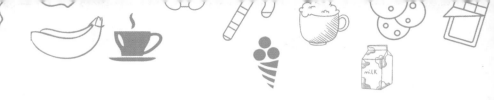

这就是为什么优先恢复你的生命能量是很重要的。这种转变对很多人来说可能是一个很大的障碍，因为他们认为这是自私的。它不是！就连飞行员也有强制的休息时间，因为为了安全飞行，休息是必不可少的。

这种自我照顾是必需而不是放纵的奢侈品，这对恢复你的身体、思想和精神都是必不可少的。这些恢复活力的活动往往是普通而容易的，比如获得足够的睡眠（除非你是新手父母）。你也可以采取固定时间祈祷或冥想的形式。

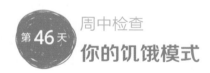

周中检查

第46天 你的饥饿模式

你注意到你的饥饿信号有哪些模式？也许你的饥饿感一开始只是胃里的轻微感觉，然后随着情绪的变化而加剧。体验饥饿的方式没有对错之分，关键是要理解和确定你的身体是什么感觉。

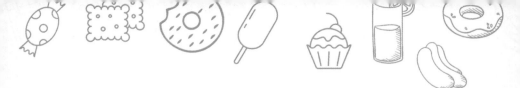

饮食冥想

第47天 食物不仅仅是营养和燃料

请允许我承认，食物可以培养与他人的联系。

请允许我理解，食物是许多传统的共同体验。

让我为食物既能滋养我又能安慰我而感到荣幸。

让我尊重食物是生命的庆典。

放弃节食文化

第48天 平静反思节食文化的危害和代价

在追求瘦身或以健康的名义尝试"完美"饮食的过程中，人们经常将自己的精神状态描述为心事重重、焦虑不安或者干脆就退出了。你是这样的吗？

当你在节食、限制饮食或遵循某些饮食计划时，回想一下你

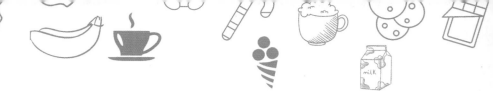

的心理状态。考虑一下，如果你的思想与食物和身体和平相处，不受节食文化的毒害，那么你的生活质量会是什么样子？会有什么不同呢？

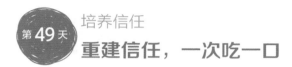

培养信任
第**49**天
重建信任，一次吃一口

每次你尊重你的饥饿感，都是在重新联结你的身体，重建信任，一次吃一口。每吃一口都在说："我抓到你了。"永远不要低估这种自我联结的治愈行为。

不要害怕，回归真实自我的旅程是非常可行的。这需要耐心、善良，并重新学习如何与自己建立联系。今天你能放弃什么样的完美主义倾向或期望呢？

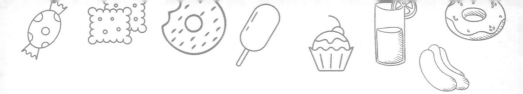

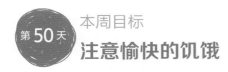

本周目标

第50天 注意愉快的饥饿

大多数人都熟悉那种原始的、紧迫的饥饿感——给我让开，我要清理饭桌的那种饥饿感。我经常问人们："你觉得愉快的饥饿是什么感觉？"他们最常见的反应通常是茫然地盯着我，然后真诚地问一句："你什么意思？"

节食文化将饥饿妖魔化，认为它是一种令人恐惧或拒绝的东西，而它实际上是一种天赋—— 一种提醒你需要营养的身体暗示或身体感觉。饥饿的开始阶段通常是一种微妙而愉快的体验。你开始想着食物或期待下一顿饭——吃东西听起来很吸引人。你的胃里可能会有轻微的空虚感和咕噜声，也可能没有。身体的感觉因人而异。

本周：设定你的目标：去注意愉快的饥饿感以及它在你身体中的感觉。你可能需要做些什么来认识到这一点，比如暂停一下，检查一下自己。探索并对比在愉快的饥饿感中吃饭的感觉，和在原始的、迫切的饥饿感中吃饭的感觉有什么不同。你喜欢哪一种？

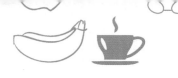

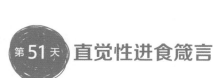

第51天 直觉性进食箴言

> 别人吃的食物数量和种类与我身体的独特需求无关。

第52天 内感意识
描述你的身体感知

身体的感觉范围很广，从胃里微妙的饥饿感到脚踩到锋利的东西时明显的刀割般的刺痛。下面列出的描述词汇表将帮助你与身体的感觉联系起来。你可能想把这一页收藏起来，方便参考。

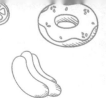

身体感受词汇表

质感	舒适度/不适感	形状	活动的状态	温度	感觉
凹凸不平的	夹紧的	带状	收缩	灼热	没有感受的
冰冻的	缩紧的	块状	松弛	寒冷	愉快的
饱满的	断开的	绳状	颤动	凉爽	不愉快的
沙砾般的	令人生厌的	弧状	抖动	冰冷	
疙疙瘩瘩的	空虚的	中空状	跳跃	热得冒汗	
结块的	沉重的	刀状	脉动	温和	
湿润的	轻盈的	花边	辐射	温暖	
多刺的	开放的	卵石状	躁动		
光滑的	麻木的	丝状	猛戳		
紧绷的	放松的	管状	悸动		
厚重的	窒息的		紧绷		
牢固的	虚无的		刺痛		
木质的			抽搐		

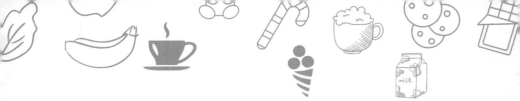

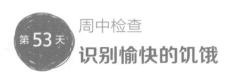

周中检查

第53天 识别愉快的饥饿

你能察觉到微妙的、令人愉悦的饥饿感吗？这是非常微妙的，因为它需要意识、意愿和与你身体的联系。你可能需要一段时间才能感到并意识到愉快的饥饿的微妙之处。一开始可能会感到沮丧，这是完全正常的。请记住，这需要练习和时间。

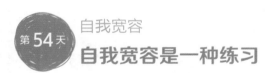

自我宽容

第54天 自我宽容是一种练习

对很多人来说，自我宽容是一个新概念。你可能喜欢这个想法，这是一种与自己相处的友好和支持的方式。但仅仅从理智上重视自我宽容是不够的，仅仅认为它对他人很重要也是不够的；相反，重要的是为自己练习它。如果你一生中大部分时间在用批判性的自我对话来运作，那么自我宽容在开始的时候会感到困难

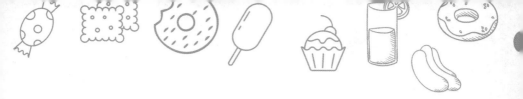

和坎坷。请记住，这就像学习一门新的语言——一门对自己友善和支持的语言。这需要时间。

第55天 具身化肯定

我做现在的自己就足够好了

消费文化主义使我们认为自己还不够好，我们需要被修正和改善。资本主义和节食文化不断地利用我们的不安全感来获利。

实 践

回忆一下，在什么情况下你觉得自己已经足够了？就像你现在这样，你拥有了所有让你在人性层面成为你的品质。想想在什么情况下能激发你"足够了"的感觉。如果这对你来说很难，那么回想一下你年幼的时候可能会有所帮助。如果这对你来说还是很难，那就回想一下你还是个婴儿的时候。婴儿个个都是宝，没有不够好的婴儿！

当这种情况在你的脑海中清晰呈现时，把你的意识放在"感到足够了"的感觉上。现在，强化这种感觉。你只需在

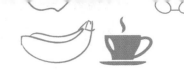

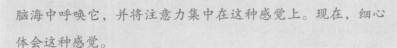

脑海中呼唤它，并将注意力集中在这种感觉上。现在，细心体会这种感觉。

利用这种感觉状态，把手放在自己的胸口上或来个自我拥抱，慢慢地重复三遍"我做现在的自己就足够好了"。

爱的界限

第56天 用回应创造呼吸的空间

设定并保持边界是一种习得的练习。你可能知道你想拒绝一个项目、委员会或一个活动，但此时此刻却感到犹豫不决，无法如实回应。没关系。一个好的做法是准备一些自动反应，给你一个缓冲、一些喘息的空间。下面这些不妨一试。

- "让我看看我的日程表，然后再答复你。"

- "让我考虑一下再答复你。"

- "让我查一下我的工作安排，然后再答复你。"

- "让我查一下我家人的日程安排，然后再答复你。"

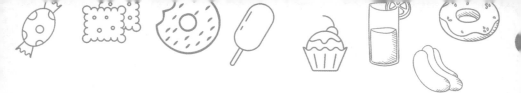

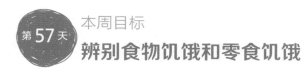

本周目标

辨别食物饥饿和零食饥饿

饥饿有很多种形式。有时候，人们会遵循一个无意识的规则，他们只在饭点吃一顿饭的量。我喜欢把这种称为"饭饿"。

在一天中的其他时间你也有可能经历饭饿，原因有很多：体力活动的显著增加而需要更高的能量，比如在海滩上玩了一整天或搬进了新家；你的日程安排有了很大的变化，比如早上 5 点起床参加一个提前的会议，你可能在早上 5 点半吃了一顿丰盛的早餐，10 点半就饿了；上午 11 点半孩子们可能在学校吃午饭，等到他们下午运动结束后 4 点半回到家时就饿了。

这些都是饭饿的例子，因为你的身体在工作，即使它不是在传统的用餐时间。仅仅吃一些传统的零食并不能缓解这种饥饿感。没关系！这是正常的！直觉性进食之旅的一部分是学习根据你身体的需要来尊重你的饥饿。

本周：反思你这周的饥饿程度。偶尔思考一下"我现在有没有可能饿了"这个问题。

 欣赏身体

欣赏身体的核心组成部分

欣赏身体是一种有助于培养直觉性进食的练习。从本质上讲，欣赏身体是一种保护性的感激，它承认并放大了你身体的积极品质，并引导你尊重它的需求。身体欣赏的组成包括以下几个部分。

- 感恩。注意并感激你的身体所能做的一切，这会放大你身体的积极一面。

- 接受。接受并不意味着你喜欢或爱你的身体。这就像接受你的鞋码或天气，仅此而已。

- 有利的自我评价。用积极的态度看待自己，这是价值观和性格优势：不是基于你的身体或外表，而是你的人性。

- 照顾自己的身体。通过营养、休息和自我关照来照顾自己的身体需求。

- 保护自己。避免将狭隘的文化观念作为美的唯一定义。拒绝这种文化标准，可以保护你与宝贵身体的关系。

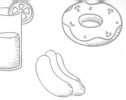

 第59天 直觉性进食箴言

> ★ 我的身体不需要通过体力活动来换取食物。

 周中检查
饥饿强度的细微差别

　　你的身体是聪明的，它会告诉你什么时候需要食物。你是如何辨别不同程度的饥饿的？请记住，这不是一场比赛，而是一种意识的练习。即使你还没有清晰的意识也没关系，重要的是，你注意到你的身体对不同程度的饥饿有什么感觉。这个过程需要时间，特别是如果你已经有一段时间没有与身体联系了。

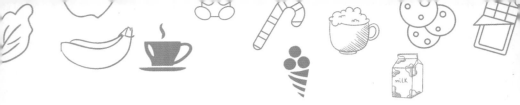

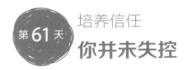

第61天 培养信任
你并未失控

当你一生中大部分时间被告知不能信任你与食物的关系时，培养自我信任可能会让你感到气馁。对一些人来说，这些信息从童年早期就开始了；对另一些人来说，这些信息可能从青春期开始，或者从高中同学、亲戚或同事的一些轻率的评价中开始。

每一种新的饮食和饮食计划都会侵蚀你的自信心，因为它们会严重破坏你基本营养需求的满足。它们在生理上和心理上创造了一种匮乏的心态，激活了对食物的生存本能危机感。对许多人来说，这一连串的事件引发了暴饮暴食。节食和限制会产生这种反应，这不是性格缺陷，也不是意志力不足。被剥夺感是一个自我信任的破坏者。

你并没有"失败"，只是节食文化让你感到自己失败。在这些情况下，你现在不相信自己或你的身体是可以理解的。你并没有失控。

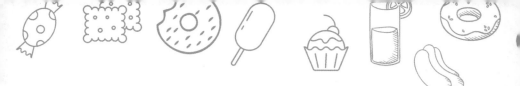

放弃节食文化

第62天 从关系层面看节食文化危害的代价

考虑一下节食文化的饮食习惯对你本人和他人（如伴侣、孩子、朋友、家人、同事等）的情绪（和反应）的影响。也许你一直如此专注和坚定地遵循你的饮食计划，以至于把别人拒之门外，完全自我孤立。沉浸在节食文化中对你的人际关系质量有什么影响？承认这一点你可能会很痛苦。请记住，要善待自己、怜惜自己。

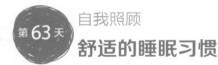

自我照顾

第63天 舒适的睡眠习惯

毫无疑问，充足的睡眠对整体健康和活力至关重要。睡眠不足不仅会影响你的认知能力，还会严重破坏你的饥饿和饱腹激素。当你睡眠不足时，压力会让你感到更害怕。

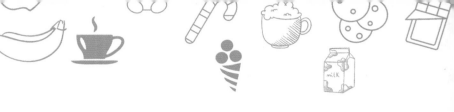

让生活全速运转会变得很困难，你可能会感到既紧张又疲惫。养成一个舒适的放松习惯会非常有帮助，会成为你期待和喜欢的事情。

- 穿上舒适的睡衣；
- 拿出第二天要穿的衣服和用品；
- 关掉电子设备（手机、电脑、平板电脑）；
- 放松并反思 15 分钟到一个小时，只要你觉得合适就行。

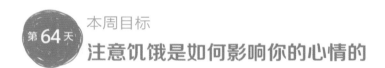

第64天 本周目标
注意饥饿是如何影响你的心情的

我喜欢"饿怒"（hangry）这个词，它融合了饥饿（hunger）和愤怒（angry），是对你等太久不吃东西的恰当描述。它会极大地影响你的情绪，影响你在这个世界上的行动。随着饥饿感的增加，人们往往会有一种紧迫感和不耐烦感。与此同时，易怒和急躁也会出现。

本周：注意如果你等太久才吃东西，你的心情会发生什么变

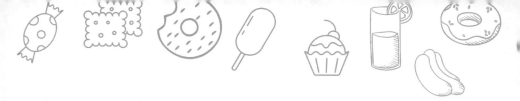

化。对你来说，时间规律观察的优势在哪里？例如，你在饭后三四个小时的时候情绪是否很好？在吃完饭后的五六个小时左右，你会变得急躁或易怒吗？注意一下之前吃过的食物量是如何影响你的易怒期的。也许是在吃完零食的两个小时后，或者是在吃完饭的五个小时后——每个人的身体都是独一无二的（请注意，这些时间框架只是提示，不是关于什么时候吃的规则）。

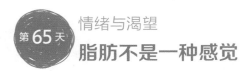

情绪与渴望

第65天 脂肪不是一种感觉

不愉快的感觉通常有一种身体上的沉重——当描述在一个负担重重的情况下感到压力时，它会出现在诸如"我需要把这个重量从我的肩膀上卸下来"这样的常用语中。但这和某人（也许是你）说"我觉得很胖"不是一回事。这里有两个问题。首先，感觉胖不是一种情绪，尽管很多人用这个词来形容情绪上的不适。这种思维方式根植于对肥胖的恐惧，助长了对体重的歧视。

其次，它会让你对如何满足自己的需求感到困惑。不断抱怨

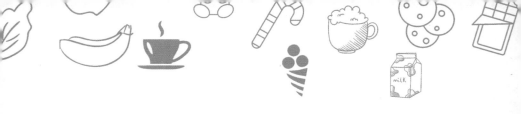

"我觉得自己胖了"会让你把注意力集中在改变自己的身体上，从而分散了你的注意力，让你无法去做真正需要的工作（通常是混乱和不舒服的），即弄清楚自己真正需要什么（比如情感咨询、更平衡的工作量等）。在这种情况下，身体成了不舒服情绪的替罪羊和倾倒场，同时让肥胖恐惧症永久化。

你的身体可能会感到不舒服，同时也会感受到一种让人不舒服的情绪，比如愤怒或失望。

实　践

如果你发现自己因为某种不舒服的情绪而责怪自己的身体，那么扪心自问"我真正感受到的不舒服的情绪是什么"，以了解自己的真实感受。

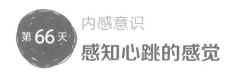 内感意识

感知心跳的感觉

在不触摸身体的情况下，你能感觉到你的心跳吗？这就是所

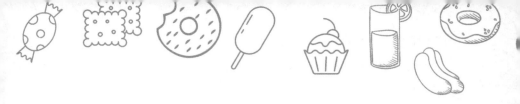

谓的感知心率，它是衡量内感意识的科学标准（科学家的测量方法是让人们数自己的心跳，同时将他们连接到电极或脉搏血氧仪上，直接测量心率）。除非你在看恐怖电影或被熊追，否则这似乎是一项艰巨的任务。这个技巧非常微妙，但我发现它是一个很好的内感意识练习。

实 践

　　如果可能的话，你最好在一个不会被打扰的地方练习。留出一到五分钟的时间来练习，只要你觉得舒服就行。当你觉得准备好了，采取一个安静的坐姿。

　　我发现，通过测量你的实际脉搏来热身是很有帮助的。只要把你的食指和中指放在手腕上的动脉或脖子上的颈动脉上，直到你可靠地、持续地感受到你的心跳的感觉。

　　当你准备好了，把你的手指从动脉上移开，舒服地放在你的身边或膝盖上。接下来，不用你的手，简单地感知你的心跳。请对自己有耐心，因为这可能需要一些时间。我鼓励你回到这个练习中，因为这是一个与你的身体联系的好方法。

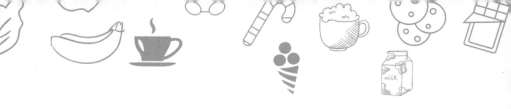

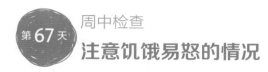

周中检查

第 67 天 注意饥饿易怒的情况

　　你有没有发现你的饿怒边缘，即你从普通的饥饿过渡到饿怒的临界点？如果你经常尊重你的饥饿感，你就不会有这种经历——这也没关系。但有时，生活给了你一个意想不到的难题，让你长时间不吃东西，这时能够识别由饥饿引发的情绪变化是很有帮助的。

第 68 天 直觉性进食箴言

> ★
> 　　我通过尊重我的饥饿和我独特的身体满足需求来真实地进食。 ★

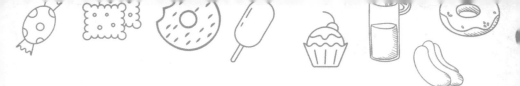

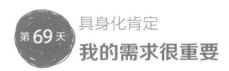

具身化肯定

我的需求很重要

帮助他人是美好的，但如果以牺牲自己的基本需求为代价，问题就来了。当你筋疲力尽时，你很难与他人建立联系，也很难奉献自己。

实　践

回忆一个你意识到你的需求很重要的情况，它可能来自于你试图做到面面俱到时。

当这种情况在你的脑海中清晰呈现时，把你的意识放在知道你的需求很重要的感觉上。现在，强化这种感觉。你只需在脑海中呼唤它，并将注意力集中在这种感觉上。细心体会这种感觉。

利用这种感觉到的认知，把手放在自己的胸口上或来个自我拥抱，慢慢地重复三遍"我的需要很重要"。

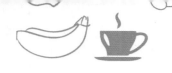

第70天 饮食冥想

滋养你的身体的感恩时刻

感谢你让这神圣的时间滋养我的身体。

愿这顿饭以一种有意义的方式和我的身体联系起来。

愿我发现恰到好处的充实所带来的愉悦满足。

当我了解自己的身体和需求时，愿我给自己恩赐。

愿我为我的身体保护这感恩时刻。

第71天 本周目标

被饥饿困扰没关系，做好准备就好了

尊重你的饥饿感是一件美好的事情。但饥饿也会让人讨厌！没关系，这是一种完全正常的感觉。有时，饥饿是不方便的；有时，它会让你措手不及；有时，你会有更饿的日子。自我照顾的

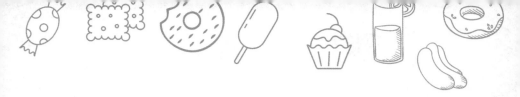

一个重要部分是为那些时候做好准备，并以善意回应你身体的需求。

本周：哪些容易获得的零食能维持你的身体并且味道好？即使在不方便的时间和情况下，你需要怎么做才能吃到它们？

自我宽容
第72天 善待自己，尤其在陷入泥潭的时候

当你在痛苦挣扎的时候，和善地对自己说话感觉像一种不同凡响的行为。你不妨这样看：如果你看到一个小孩在学骑自行车，但他不停地摔倒，你会对他大喊大叫、诋毁他吗？你觉得批评他会帮助他放松，让他专注于骑自行车的过程吗？还是说你觉得这样会让他更难学会？

如果你大声说鼓励的话呢？比如"是的，这需要练习！摇晃是正常的，你已经很努力了"。现在，当你在学习自我联结时，你能试着用这种鼓励的态度对待自己吗？你会说些什么呢？

 培养信任

"还"是一种强大的心态，它能够培养信任

"心态"（mindset）的概念是由斯坦福大学心理学家卡罗尔·德韦克（Carol Dweck）提出并验证的，并在她所著《终身成长》（*Mindset: The New Psychology of Success*）一书中得到推广。她的研究表明，成长型心态是可以学习的。这是一种强大的观点转变，反映了我们有能动性（一种自我信任的形式），只要坚持不懈地努力，我们就能发展和提高自己的基本能力。

"还"这个词是成长型思维方式的一部分。它承认你在过程中，在不断地学习。

大声朗读下面这两句话，注意你读完每一句后的感觉。

- 我不是一个直觉性进食者。
- 我还不是一个直觉性进食者。

你有没有注意到当你添加了描述后，你的感觉发生了变化吗？

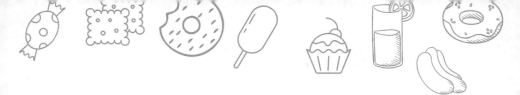

实 践

　　试着在你的一些自我对话中添加"还"。有很多方法可以使用它。你可以尝试其中一个，或者创建一个更适合你的情况。

- 我还没有意识到饥饿。
- 我还没有意识到饱腹感。
- 我还没有摆脱节食文化的束缚。

第**74**天　周中检查
时不时因饥饿所带来的不便

　　生活的艺术之一就是为时不时因饥饿带来的不便做好准备。你手边或附近备有零食吗？比如，你知道身边有零食，这是否会让你产生一种平静的效果呢？如果为这样的时刻做准备对你来说是一个挑战，那么你需要什么来克服这个障碍呢？也许你需要多花一点时间。也许你有去逛商店的打算，或者你还没有找到你最喜欢的零食来维持和满足你。没关系，这个过程需要时间和耐心。

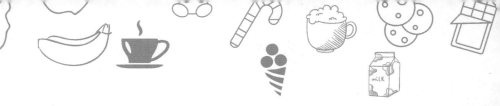

 放弃节食文化

第75天 放弃与节食文化的结合

　　当你陷入节食文化的阵痛时，与他人一起追求"完美"的饮食计划或进行锻炼是很常见的。这种被社会所接受的闲聊往往会演变成友谊。如果不聊节食文化的话题，这些谈话和友谊会是什么样子呢？你们的谈话能不八卦身体或妖魔化食物吗？你们还会聊些什么或者有什么共同点？

第76天 直觉性进食箴言

　　我的直觉性进食之旅是属于我自己的，没有相同的两次直觉性进食之旅。

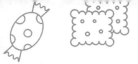   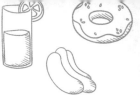

 欣赏身体

第 77 天

我的身体能做的所有事情

　　把你的自我价值包裹在你的身体外表会导致一系列问题，包括不快乐、对身体不满意和自我厌恶。摆脱这种自我物化困境的一个方法是将你的注意力转移到你的身体可以做的神奇的事情上——从感知感官体验到培养与他人的联系。

　　花点时间回顾一下下表所列出的身体机能。思考一下这些身体机能对你生活的重要性。

　　这些功能对你来说意味着什么？

你的身体可以做的事情

感觉	自我保健	运动	健康	创意	与他人联结
体验	烹饪	敏捷性	吸收营养	建筑	肢体语言
快感	喝东西	平衡性	呼吸	雕刻	拥抱
感受	吃东西	攀爬	分娩	工艺	面部表情（比如微笑）
情感	梳理	跳舞	消化食物	绘画	给予 / 接受按摩
听觉	睡觉或小睡	驾驶	一般性恢复	园艺	手牵着手

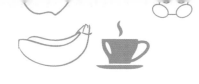

续前表

感觉	自我保健	运动	健康	创意	与他人联结
视觉		能量水平	头发、指甲、皮肤、细胞等生长	油画	抱紧
嗅觉		锻炼	从感冒中恢复	摄影	亲吻
味觉		灵活性	伤口愈合	演奏乐器	眼神交流
触觉		跳跃	对温度、饥饿、口渴等的调节	阅读	性行为
		生理性		雕刻	握手
		协调性	通过肝、肺、肾等清除毒素	唱歌	伏在肩头哭泣
		反应		写作	交谈
		体育训练			
		步行			

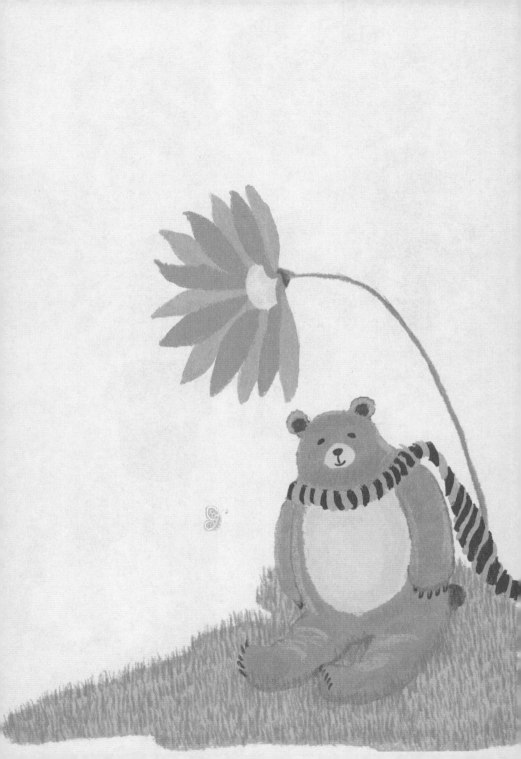

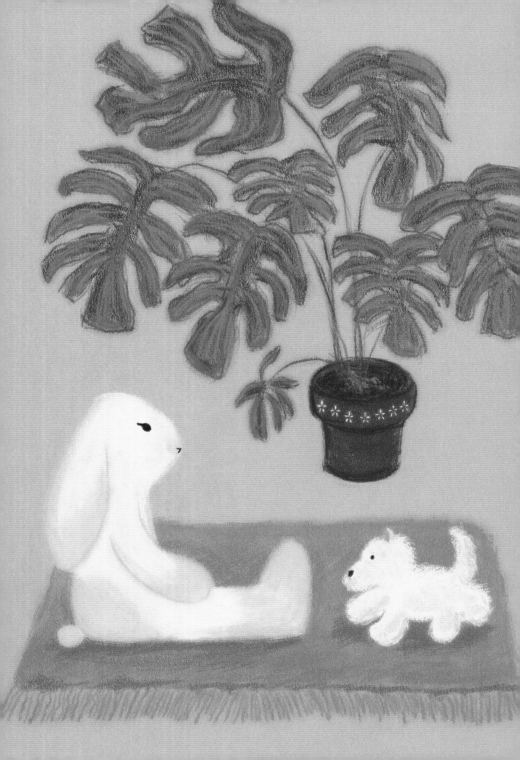

原则 3

与食物和解

第 78 天~第 119 天

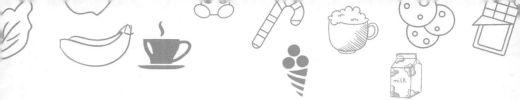

本周目标
第78天 列出一张恐惧食物清单吧

与食物和平相处是指，无条件地允许自己吃任何想吃的食物，并顺应你身体的感觉。这是直觉性进食的标志之一。对很多人来说，这是直觉性进食法最可怕的原则。与其深入探讨这一原则，不如让我们放松一下，先做好心理准备。

本周：首先，列出所有你禁止自己吃的食物。你可能会觉得在纸上进行这项活动不是很有帮助，你也可以在电脑或手机上的记事 App 上来完成。注意，一定要包括那些你允许自己吃的食物，只不过吃了它们会让你产生内疚或不安的感觉。

接下来，根据对食物的恐惧程度进行分类，并把它们放在下面的"我的恐惧食物等级表"里。我们以后会用到这张表。每天思考：吃这些食物甚至享受这些食物而不会感到内疚或焦虑，会是什么样子？

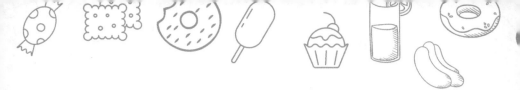

我的恐惧食物等级表

| 可怕的 |
| 更可怕的 |
| 最可怕的 |

爱的界限

第79天 对身体赞美的边界

对身体的赞美会让人感到尴尬，一部分原因是人们会把注意力放在你的身体上，另一部分原因是这是一种物化。你可以友好地告诉对方，你不想要这些评论，它们会无意中造成伤害。

说出来不仅对自己有帮助，还能产生一种治愈的连锁反应，以消除社会上对人们的身体妄加评论的不良风气。这里有一些语言可以帮助你：

> 我意识到，当你说我因为减肥看起来很不错时，你是在夸我。当人们评论我的身体或其他人的身体时，我感到不舒服。接受这种身体评论的人可能患有进食障碍、癌症或抑郁

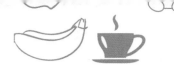

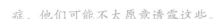

症，他们可能不太愿意透露这些。

内感意识

第80天
注意膀胱充盈的感觉

你会把想小便的感觉当成理所当然的吗？膀胱充盈的感觉就是与身体感觉联结在一起的一个很好的例子。当我问我的患者他们是如何知道什么时候要小便时，他们的反应五花八门，从一脸的狐疑到哈哈大笑都有。最后，他们会点头表示肯定："我当然知道什么时候该小便啦！"

我们在很小的时候就知道，如果忽视了我们这一重要的身体提示会发生什么，至少可以说是一种非常不舒服的混乱。这是一种常识性的感觉，不需要进一步解释。我发现这是一个简单的途径，一个可以帮助你与你的身体建立更多联结的方法，因为这个过程没有道德上的强制要求，不像节食文化对身体的过度影响。

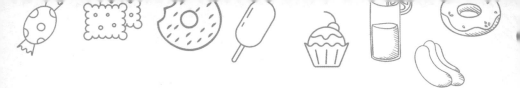

下次你想小便的时候，注意一下你身体上出现的想尿的感觉——你身体里的什么地方有这种感觉？注意要从身体的直接体验中进行这种练习，而不是进行一种智力化的练习。

第81天　周中检查

思考让你恐惧的食物

你在创建你的恐惧食物等级方面做得如何？一方面，这是一个相当简单的过程，创建这个清单并不太难；另一方面，你可能会发现自己带着一种恐惧感去做这件事，想把它推掉。请记住，这一步并不是要求你真的去吃这些食物；相反，它有助于你思考：如果你可以毫无焦虑地吃下这些食物，你的生活会是什么样子的。针对"变化阶段"心理学模型的研究分析表明，仅仅思考和想象改变会是什么样子就是一个有效的步骤。这基本上是一种让你做好准备的大脑练习。

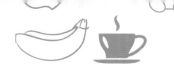
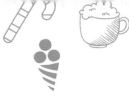

自我照顾

第82天 你不可能成为所有人的一切

我们总是不假思索地给手机充电，特别是当电池电量不足时，因为没有电手机就无法工作。同理，你的能量也是一种至关重要的、有限的资源。你不可能成为所有人的一切，即使你的最高价值观之一是为他人服务。如果你被消灭了，你也无法有效地为他人服务。优先保证充足的睡眠、及时滋养身体、腾出时间反思等，加强你与自己和他人的联系。

具身化肯定

第83天 我的价值远远超过我的体型、高矮或体重

节食文化将我们的身体物化，将自我价值与外表联系在一起。这种肯定会提醒你，你远不只是你的外表。

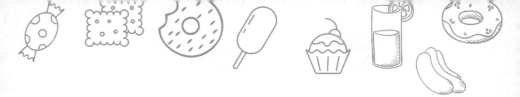

实 践

反思你生命中所有你爱的人。你对他们的爱是否取决于他们的身材、体重或体型？

当然不是！回忆一下，你意识到的比自己的身体更重要的情景。也许是你在从事一项服务活动、取得了一项成就，或者体验到了心灵上的感悟。

当这种情况在你的脑海中清晰呈现时，把你的意识放在感觉上，知道你比你的身体要重要得多。现在，强化这种感觉。你只需在脑海中呼唤它，并将注意力集中在这种感觉上。现在，细心体会这种感觉。

利用这种感觉的认知，把手放在自己的胸口上或来个自我拥抱，慢慢地重复三遍"我的价值远远超过我身体看起来的样子，无论是在体型、高矮或体重上"。

第84天 直觉性进食箴言

我可以和我身体的感觉保持联系吗？

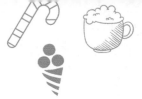

本周目标

第85天

将食物视为社会联结的一种手段

吃不仅仅是为了摄取营养，它还是一种社会联结的手段。当你的可接受食物清单上的食物变得越来越少时，当你的"安全食物"没有时，它会增加你的焦虑，从而影响你的饮食体验。通过平和地吃来扩大你的可接受食物清单，是通往自由、灵活和平静的途径。

本周：思考一下，限制食物摄入或禁止食物对你的人际关系有何影响？比如，它会不会增加你和他人相处时的焦虑感？也许你会因为不想处理食物问题而拒绝社交邀请？

如果你放松下来，让一种食物重新进入你的饮食习惯，那么哪种食物会让你更接近社交饮食而不焦虑，比萨、家常菜还是餐馆的食物？

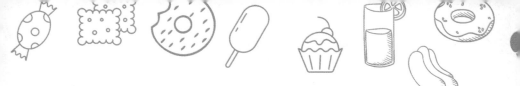

 培养信任
你的身体生来就是用来生存的

饮食失控通常是饮食限制的结果，包括精神上的和身体上的。你的细胞无法区分为了瘦身而有意限制饮食（也就是节食）和因饥荒造成的无意的限制饮食之间的区别。自从人类诞生以来，饥荒就一直存在，补偿性饮食是有道理的，这是一种重要的生存保护机制。关于节食或食物限制的研究报告称，其意外后果就是会出现某种形式的饮食失控或暴饮暴食。

如果你曾经有过食物匮乏或食物不安全的经历，那么，因此而出现饮食失控或暴饮暴食的情况并不少见。

将你的观点转变为"我有一个非常聪明的身体，它可以生存"，这可以帮助你认识到你的身体正在保护你、你的身体并没有坏，你也没有崩溃。

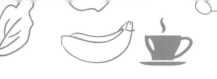

 情绪与渴望

你不是你的情绪

情绪是一种强大的能量，有时似乎会压倒你的身心。虽然这可能很明显，但重要的是要提醒自己，你不是你的情绪，尤其是在动荡时期。情绪并不是你的身份。

只是描述你的情绪的行为就会对你的感受产生影响。尝试这种措辞上的细微变化，观察它在你所经历的情绪和你的自我认同之间提供的空间。你可能会发现，你不那么容易被情绪吞噬和纠缠。例如：将"我很生气""我很伤心""我很失望"分别替换成"我感到生气""我感到难过""我感到失望"。

第88天 周中检查

思考提供社交联系的恐惧性食物

继续思考，如果能吃一些你害怕的食物，会如何增加你的社

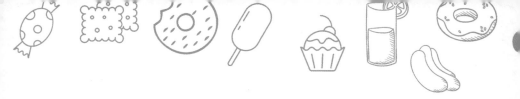

交联系。也许这意味着在一个涉及食物的社交聚会上，你会"在场"，而不是分心和担心你的饮食；也许这意味着你会接受更多围绕食物的自发性邀请，比如聚餐、与朋友一起吃早餐，或者和同事一起吃开胃菜。

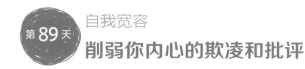

自我宽容

第89天 削弱你内心的欺凌和批评

当你觉察到自己的自我对话或想法刻薄下流时，你会感到痛苦。然而，我们需要意识到并根除这种想法。这就是为什么自我宽容这一视角如此重要——这是一种内在的自我仁慈，带着一种不加评判的理解。这是一个必不可少的工具。

当你内心的批评者开始咆哮时，停下来，注意它给你带来的感受，真正注意到情感上的痛苦和不适。有什么更支持、更温暖、更鼓励的方式来重新构建这些想法呢？如果你的朋友或伴侣也有类似的想法，你会怎么说？

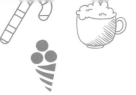

 放弃节食文化

第90天 节食文化作为应对机制

生活是混乱的。有时候，放弃节食是很困难的一件事，因为其微妙但重要的作用会分散你对生活中不可避免的挑战和转变的注意力，比如转学、上大学、为人父母、处理人际关系问题、开始一份新工作、应对孤独，等等。

开启一个新的节食计划后，通过非常具体的指导会让你有了方向和目标，以及对未来抱以希望。追求瘦身虽然暂时分散了你的注意力，但绝对无助于你解决现实生活中的困难。当节食最终失败时，你会感觉更糟——又一次被节食所背叛，仍然面临着生活的挑战。

放弃节食给了你过真实生活的礼物，当你在生活中遇到困难时，这还能增强你的抗压能力。

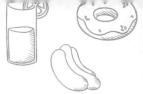

 第91天 欣赏身体

关注你的价值观，而不是你的身体

摆脱对自己身体的过度认同的一个方法是将你的注意力转移到你所坚持的价值观上。你的核心价值观不会改变，但季节和身材会改变。

给你的价值观命名是很有帮助的，因为它们会更容易出现在你的脑海里，成为你的精神支柱，最终在你的人生选择中更容易付诸行动。反思一下，你内心深处对你来说真正重要的是什么？在这个世界上，你想如何度过你的一生？你渴望成为什么样的人？如果让你精简一下你的价值观，你最看重的价值观是哪三个？

 第92天 本周目标

选择害怕的食物

灵活选择饮食对你的情绪和社交健康很重要。请记住，你并

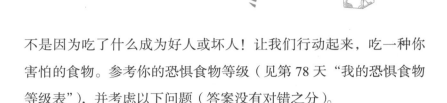

不是因为吃了什么成为好人或坏人！让我们行动起来，吃一种你害怕的食物。参考你的恐惧食物等级（见第 78 天"我的恐惧食物等级表"），并考虑以下问题（答案没有对错之分）。

- 从最不可怕的食物开始，还是直接跳到最可怕的食物？哪个会让你感觉更好？
- 你是想一个人吃，还是和其他支持你的人一起吃？
- 你喜欢在家里吃还是出去吃？
- 你需要什么来获得情感上的安全感？比如，你可以要求任何和你住在一起的人不要评论你的食物选择。

本周：计划吃一种令人恐惧的食物，可以作为正餐的一部分，也可以在正餐后一两个小时吃（这样强烈的饥饿感就不会主宰你的饮食体验）。在你开始吃东西之前，关注一下你的感觉。兴奋？担心？这也许是一种完全正常的感情组合。做几次放松的呼吸，并抱有"我正在勇敢地迈出一步，治愈自己与食物的关系"这一想法，会对你有帮助。

在吃东西的过程中，注意食物的味道、口感等，并对产生的任何想法有所觉察。

当你吃完后，对这一经历进行反思。它符合你的期望吗？有什么让你惊讶的吗？当你完成的时候，身体上和情绪上是什么感觉？

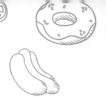

 饮食冥想

快乐与安然

愿我在吃这顿饭时能体验到快乐。

尤其希望我能在第一口品尝到快乐。

愿我的盘子和我的心灵都能平静。

愿我吃得轻松愉快。

第94天 直觉性进食箴言

> 我的直觉性进食之旅是一个学习和发现的过程，没有失败。

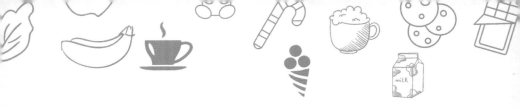

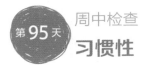

第95天 周中检查

习惯性

你吃过或打算吃令你恐惧的食物吗？这是很大的一步，而且往往是非常困难的一步。对自己友善、温柔是很重要的。提醒自己为什么要这样做对你会很有帮助（比如有更多的自由，或者与食物的关系不那么紧张）。如果你对这一步感到焦虑，那就在你开始吃东西之前做几次放松的呼吸和一些接地气的练习（参见第262天、第275天或第286天的内容）是有帮助的。

如果你吃过让你害怕的食物，你会害怕再吃一次吗？要知道，在开始阶段，这是一种正常的体验。只有多次反复吃禁忌食物，才能将进食过程中的兴奋和焦虑消除。从科学上讲，这被称为习惯性反应，新鲜感会引发兴奋；相反，频繁的经历会培养一种没什么大不了的进食态度。

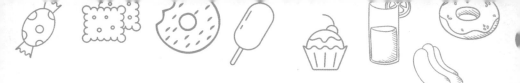

内感受器的意识

第96天 呼吸练习的身体感觉

许多传统的身心灵疗法都把呼吸作为集中注意力的关注点，比如在做瑜伽和冥想的练习时。在你的一生中，无论你走到哪里，你都会保持你的呼吸。而且，呼吸不需要任何技术或特殊设备。

在一个不太可能被打扰的地方进行以下练习会很有帮助。留出 1 ~ 5 分钟的时间来做这个练习，你觉得舒服就可以。当你觉得准备好了，就采取一个安静的坐姿。

实　践

放松、正常地吸气。把你的意识放在你身体呼吸的感觉上。注意你的肺部充满空气的感觉，以及你的胸部逐渐扩张的感觉。当你开始呼气时，注意你呼出的感觉，以及你的胸部收缩的感觉。如果你发现自己在走神（也许是在看你的待办事项清单），不要担心，没关系的。善意地、不加评判地将你的意识转移到你身体呼吸的感觉上。

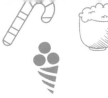

在一天的自然停顿和等待中，练习感受呼吸的感觉。

具身化肯定

第97天

我值得尊重，我是有尊严的

节食文化对体型有等级和道德之分，人们很容易被这种有毒的文化思想所迷惑。如果你不符合不可能实现的文化理想，就会自动自我贬低。重要的是要提醒自己，所有的身体，包括你自己的身体，都值得尊重，也都有尊严。

实 践

回想一下，你觉得自己值得被尊重和有尊严的时间或情景。当这一情景在你脑海中清晰呈现时，将你的意识放在这样一种感觉上，即你知道自己是值得尊重和有尊严的，不附加任何条件或表现。现在，强化这种感觉。你只需在脑海中呼唤它，并将注意力集中在这种感觉上。现在，细心体会这

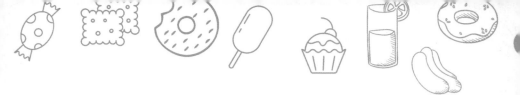

种感觉。

　　利用这种感觉的认知，把手放在自己的胸口上或来个自我拥抱，慢慢地重复三遍"我值得尊重，我是有尊严的"。

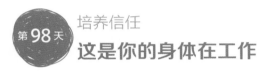

培养信任

第98天
这是你的身体在工作

　　节食文化让你永远处于营养不良的状态。这意味着你既想吃东西，又想避免吃东西。正是这种与吃的极致撕扯破坏了你的自信，因为你否认了身体对吃的基本需求。其实这与对呼吸的需求没有什么不同，也没有那么重要。

　　如果你有节食或者为了瘦身而遵循限制性的饮食计划的历史，你很可能经历过无法控制自己吃多少的情形，就好像你离暴饮暴食只有一步之遥。这是你的身体试图在保护你免受它所认为的饥荒。

　　想想看，如果你屏住呼吸很长一段时间，然后终于慌忙地猛

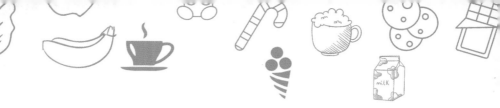

吸一口气，没有人会说这是"呼吸失控"或"呼吸过度"，这是被剥夺空气后的正常反应。

培养信任的一部分是接受你的身体需要摄入食物，这是食物被限制的结果，即使你不想这样做。这是正常的反应，没什么丢人的。重要的是要转变你的观点，这是你的身体在保护你。

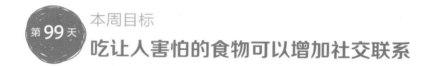

本周目标

第99天

吃让人害怕的食物可以增加社交联系

人们拒绝社交活动并不罕见，因为他们担心可能会提供禁止食用的食物。或者他们可能会出席社交活动，但在进食或靠近恐惧食物时会感到难以名状的焦虑。因此，他们无法真正与生活中重要的人和朋友联系；相反，他们被内心焦虑的喋喋不休诸如"吃什么""不吃什么""该吃多少"所困扰。

本周：练习试着吃一种会给你带来更多社交联系的恐惧食物。要么因为它会通过这些类型的经历降低你的食物焦虑，要么因为它是一种与社交有联系的食物。考虑一下这些类型的食物和场景：

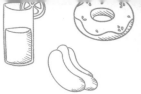

- 共享一个比萨；

- 烤棉花糖；

- 在电影院共享一桶爆米花；

- 外出吃甜点。

 自我照顾

第100天 善待你的大脑，识别那些消耗你精力的活动

　　心理健康是身体健康的一个重要组成部分，但经常被忽视。有时候，你需要暂停一下来恢复你的情绪和精力。以下哪些类型的活动会消耗你的情感能量？

- 浏览社交媒体；

- 与朋友进行不对等的谈话；

- 参加与你的价值观或愿景不一致的项目；

- 你自己的完美主义；

- 不切实际的期望和最后期限；

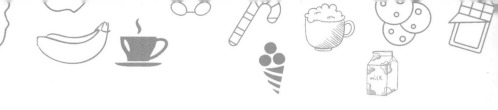

- 观看或阅读过多的新闻。

在上述这些活动中，有哪些对你来说是轻松的，或者可以暂时搁置一下以便让你的精神恢复一下的？

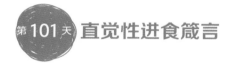

第101天 直觉性进食箴言

⭐ 直觉性进食是一种自我联结的赋能行为。 ⭐

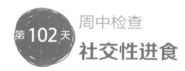

第102天 周中检查
社交性进食

你计划好要去尝试曾经恐惧的食物了吗？也许你还在避免这种做法。考虑选择一个你真正信任的人与你一起吃饭，他是能让

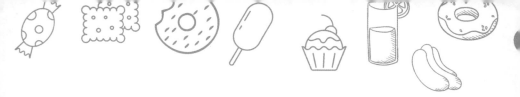

你感到安全和被接受的人。如果你感到舒适，可以让他们知道你在做什么，以及你需要他们做什么。也许你需要他们像往常一样与你交往，但要避免对你吃的东西发表任何评论。让他们知道，有时候即使是善意的评论，比如"我好久没见你吃甜点了"，也会让你感到不舒服。

第103天 爱的界限

对于那些非常喜欢节食、排毒等行为的朋友该怎么办

当人们陷入最新的饮食、食物、健康热潮的未知世界时，他们会对自己的饮食产生深深的自我关注。但有一个问题，他们通常完全没有意识到这一点。他们没有读懂那些对这些话题不感兴趣的人的暗示或肢体语言。这种情况经常会持续不断地出现，因为人们不知道如何礼貌地打断他人的饮食独白。所以直截了当不失为一个好的方法，最好在下次社交聚会之前私下聊一聊。你可以试着说这样的话：

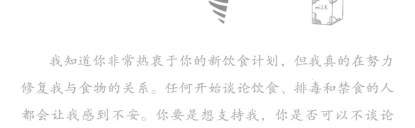

> 我知道你非常热衷于你的新饮食计划，但我真的在努力修复我与食物的关系。任何开始谈论饮食、排毒和禁食的人都会让我感到不安。你要是想支持我，你是否可以不谈论这些？

如果他们的回答是肯定的，那就向他们表示感谢。如果他们忘记了（这很常见），请礼貌地提醒他们遵守这一约定！

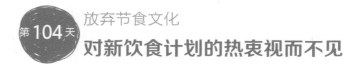

放弃节食文化

第104天 对新饮食计划的热衷视而不见

当你放弃节食文化时，感到有点失落和伤心是很常见的。让自己感受真实的感受很重要。你可能渴望开始最新最好的饮食或"生活方式"改变带来的兴奋和希望。

在这种时候，记住你的身体是聪明的会很有帮助。你的头脑也很聪明。你的经验告诉你，节食根本不起作用。从长远来看，节食是不可持续的。研究还表明，绝大多数人减掉的体重会反弹，其中多达三分之二的人增加的体重比原来减掉的还要多！请注意，

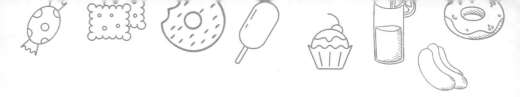

体重增加本身并没有什么问题，但鉴于这与人们开始节食时所寻求的结果恰恰相反，便是一个值得深思的悖论了。

感受到节食文化的诱惑是正常的，但代价太大了。一旦你的眼界和经验被真相打开，你就再也回不去了。

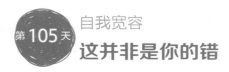

自我宽容

这并非是你的错

我们很容易陷入一种情境的漩涡中，即过度认同自己的情绪或一件事。是的，你可能在挣扎；是的，你可能犯了一个错误，但这并不意味着你是一个失败者。它使你成为人，它让你变得坚韧不拔，这是教会你如何在经历中学习和成长的方式。

将某种情况个人化或过度认同，会扭曲你的自我意识，使你很容易被负面情绪和反应所席卷。请记住，你是伴随着你的经历不断学习和成长的。犯错是人之常情，也是不可避免的。

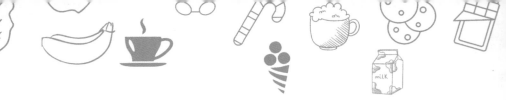

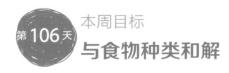

第106天 与食物种类和解

　　节食文化跟时尚很像：毫无疑问，总有最新的、最棒的减肥方法，有害的配料或超级食品似乎总能掀起一股新的浪潮。在20世纪八九十年代，脂肪绝对是被排斥的，现在脂肪似乎又重新回到了那些被认可的食物成分中。由于变化无常的节食文化，人们经常把谷物、碳水化合物或脂肪等一整类的食物排除在外，这是非常可悲的。

　　本周：从一组你害怕吃的食物类型中选择一种。哪些食物听起来不错？什么样的食物能让你在吃的时候感觉更轻松？也许是面包，这样你就可以享受包括三明治、法式吐司或帕尼尼饼这样的食物了。

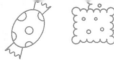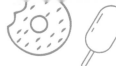

 欣赏身体

培养你内心的防火墙以应对肥胖恐惧

你的人性弥足珍贵，理应受到保护，免受媒体、谈话、学校、医疗保健和社交媒体中泛滥的脂肪恐惧的影响。就像防火墙保护电脑和网站免受恶意软件和病毒的侵害一样，我们也需要建立一个能弹性抵御肥胖恐惧症的内部系统。下面哪些箴言和行动与你产生了共鸣？选几个当作你内心的防火墙吧。

- 我不会根据外表或体型来定义我的自我价值。
- 我不能根据一个人的体型来判断他的健康、体能、价值观或性格。
- 我拒绝任何展示减肥前后对比的照片和信息，因为这是身体等级化和物化的形式。
- 肥胖恐惧症根植于种族和父权制，我不认同这些压迫性的制度（请注意，这些有毒的系统需要被拆除，但同时建立韧性是一个有价值的工具）。
- 一味关注自己的外表是通向不快乐的捷径。
- 拒绝并取消关注任何物化身体的信息，包括社交媒体上的信息。

第108天 直觉性进食箴言

> ⭐ 我在进食时毫无罪恶感，也不会深陷道德困境。

周中检查
第109天 某类恐惧食物

你关于尝试一些可能会引起恐惧的食物的计划进行得怎么样了？当节食文化认为某类食物是"不好的"时，吃这些食物你就会感到特别具有挑战性，因为来自节食文化的整体性的评判会让你感到焦虑。请记住，节食文化通过贩卖恐惧来运作，同时使流行文化和错误信息长期存在。黄油曾经被认为是"坏东西"，而当下的节食文化却让人们在咖啡里放黄油！吃恐惧食物的行为让你离我们都应该得到的食物解放和自由又近了一步。这是值得庆祝的！

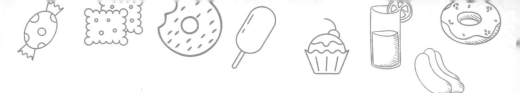

稀缺心态 vs 富足心态

稀缺心态的最好例子之一是在 2020 年冠状病毒大流行期间，人们开始恐慌性购买（甚至囤积）卫生纸。病毒大流行让人们感到不安，他们总是担心卫生纸会用完。他们不相信会有足够的卫生纸，尽管卫生纸的供应很充足。

无论是卫生纸还是食物，稀缺心态会造成怀疑和缺乏信任。仅仅是"不够用"的威胁就会让人过度关注，并发出"我能得到足够的东西吗"的警示。这就是为什么节食和食物限制会让你的大脑永远专注于吃。这是正常的结果。你的大脑和身体实际上在协同工作，以确保你能生存下去。

及时对身体感觉做出反应

仅仅感觉到身体的警示是不够的，重要的是要关注它。对身

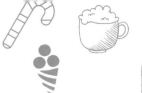

体的感觉做出反应被称为"内感性反应"。

你对身体的一般需求反应如何？当你最初感到膀胱胀满时，你是倾向于立即排尿，还是一拖再拖？当你晚上感到困倦时，你会倾向于熬着还是准备上床睡觉？如果你感到身体的某个部位疼痛（比如脚），你会注意到它还是会忽略它？

你越注意身体的感觉，你就越擅长直觉性进食。比如，当你感觉到饥饿并及时做出反应时，这就会让进食变得更容易，也更可能被预测。

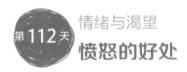

情绪与渴望

第112天

愤怒的好处

愤怒的好处在于，它是一种强大的能量，可以创造出令人惊叹的服务、组织和行动。就个人而言，它可能会给你带来情感能量，让你在一段关系中说出你的真相——无论是在工作中遇到的人还是朋友、家人或伴侣。如果你在一个情绪压抑的家庭中长大，你可能会尽量减少或避免产生愤怒；如果你在一个充满暴力的家

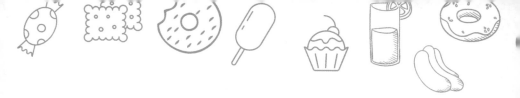

庭中长大，目睹过愤怒是非常可怕的，你可能会发现自己试图避免愤怒。

假如你把愤怒看作是一种积极的情绪，以此激励你采取需要采取的行动呢？这会如何改变你对愤怒的看法？

本周目标

第113天 在不知道食品标准的情况下，选择一种令你害怕的食物

直到 1990 年，美国联邦法律才要求在杂货店出售的大多数食品上标明营养成分。信不信由你，过去人们吃东西时并不知道食物的确切营养信息。今天，你可以很容易地在大多数食品标签、餐馆菜单、手机应用程序和互联网上找到你所吃食物的详细信息。

因此，有些人通过研究特定食物的营养细节（比如标准份量、卡路里和宏量营养素的计算）来控制他们对食物的恐惧，这包括分析所有餐馆的网页或在应用程序中搜索。过度研究信息的问题在于，它会让你的身体与你正在吃的食物之间造成更大的脱节。

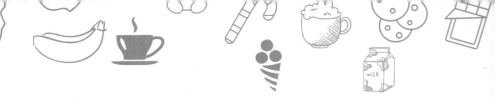

本周：计划吃一种你不知道其营养或热量信息的食物。这可能是享受别人自制的饼干，在聚餐中吃一道菜，或者从一个你没有涉足过的餐馆选择一道新菜品项。

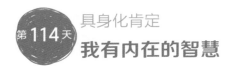

具身化肯定
我有内在的智慧

节食文化专注于外在，以极大的代价让你与自己脱节并忽视自己的感受。而强大的内在智慧存在于你的内心。你与生俱来就拥有它，只是需要被重新唤醒。

实 践

回想一下，在什么时候或什么情况下，你知道该说什么或该做什么。这可能是对自己的行为，也可能是对他人或动物的行为。花点时间回忆一下。当这一情景在你脑海中清晰呈现时，将你的意识放在自己拥有内在智慧的感觉上。现在，强化这种感觉。你只需在脑海中呼唤它，并将注意力集中在这种感觉上。现在，细心体会这种感觉。

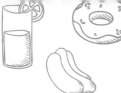

利用这种感觉的认知，把手放在自己的胸口上或来个自我拥抱，慢慢地重复三遍"我有内在的智慧"。

第115天 直觉性进食箴言

> ★
> 我正在培养自己与食物、心灵和身体的健康关系。
> ★

第116天 周中检查
把注意力从指标上移开

你每周选择不知道其数据的食物计划做得怎么样了？放下对

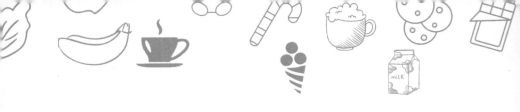

外在数字和指标的执着，可以帮助你把注意力转移到身体内部发生了什么上。它可能会让你同时感到恐惧和兴奋。请记住，经历恐惧并不意味着你吃错了东西。它只是意味着你吃得不一样了——带着某些意图和意识。随着时间的推移，你会发现恐惧会逐渐从你的盘子里消失。

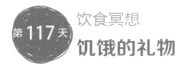

饮食冥想
饥饿的礼物

　　我感谢我的身体给我饥饿的礼物，不管它有多微弱或多强烈。饥饿传达了人类滋养身体的基本需求，是一种值得关注和亲近的美好提示，而非一种需要压抑的症状。饥饿的存在增加了我即将吃的这顿饭的乐趣。

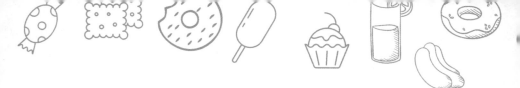

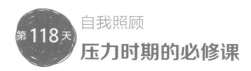 自我照顾
压力时期的必修课

　　虽然日常的自我照顾很重要，尤其当你面对生活中的各种困境，比如生病、应对新项目的截止日期、照顾生病的家人，或者应付各种不可预见的情况时，这一点尤为重要。你可以向谁寻求帮助，或者你可以把责任委托给谁？明确自己在艰难时期的不可妥协之处是很有帮助的。以下是自我照顾的必修课：

- 要有充足的睡眠；

- 获得持续的营养，及时满足你的能量需求；

- 运动是一种管理压力的方式；

- 休息一天，不要过度劳累，尤其是在精疲力竭的时候；

- 冥想；

- 寻求社会支持和联系；

- 拒绝任何新的项目或责任；

- 获得精神上的支持。

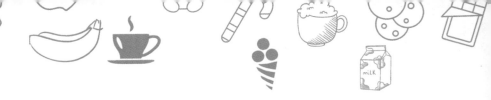

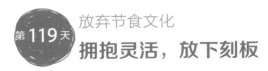

放弃节食文化

第119天 拥抱灵活，放下刻板

对饮食有偏好并没有错，但当它们变成规则并变得僵化时就会产生问题。随着饮食范围变得越来越窄、限制越来越多，你的整体思维模式往往会变得二元化（非此即彼）。你的生活变得越来越受限。今天，你可以做些什么来增加饮食或运动的灵活性呢？

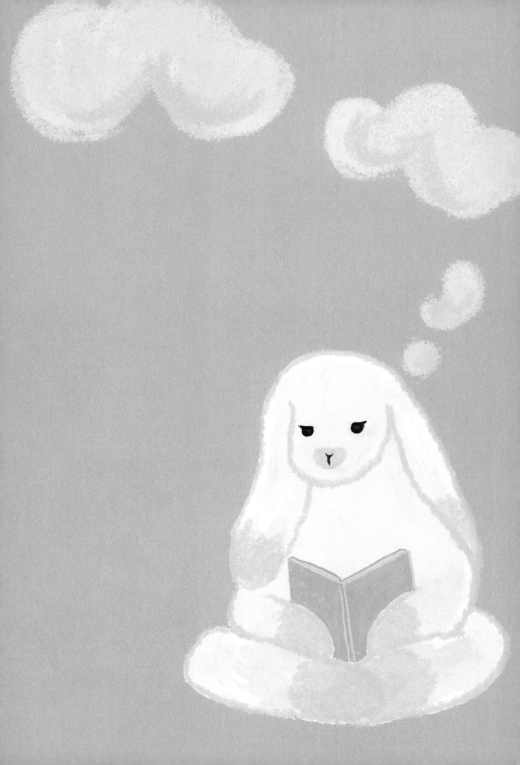

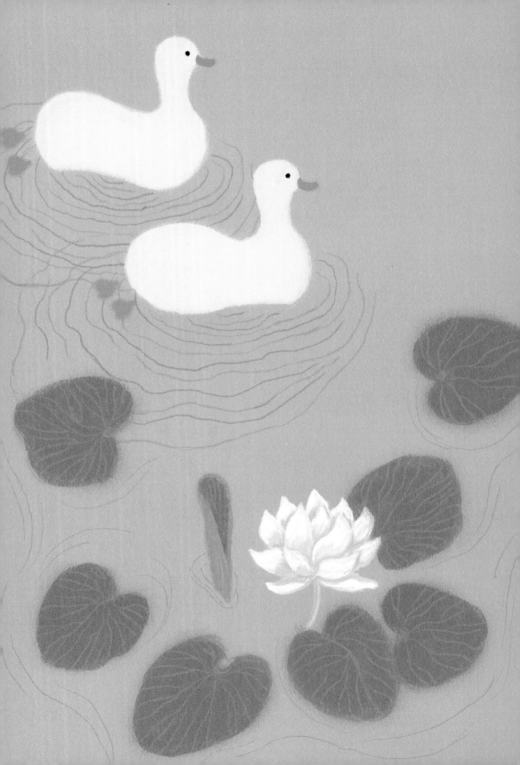

原则 4

挑战食物警察

第 120 天 ~ 第 154 天

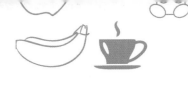

第120天 本周目标
你的饮食规则如何影响你的生活

你的嘴上生来并没有刻着饮食规则，它们是通过各种渠道累积获得的，比如来自亲朋、社区、名人、体育明星、教练、媒体、养生专家、老师、社交平台、饮食规划、食品计划和研究报告等。幸运的是，饮食规则是可以被解构和废除的，这是你重获自主权的关键所在。

本周：反思你的核心饮食规则，即那些通常指导你饮食决定的规则。这些规则从何而来？（不知道也没关系）它们是如何为你服务的？它们又是如何对你造成伤害的？这些饮食规则是如何影响你的生活质量？

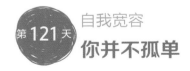

第121天 自我宽容
你并不孤单

大多数人不会炫耀自己的节食计划或身体焦虑，我们大多听

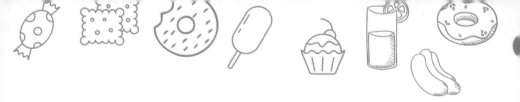

到的是节食文化大肆吹嘘瘦身是多么容易和毫不费力。你可能有一两个朋友是这样做的，也许你也参与了这类的节食谈话。这是一种自我陶醉，但大多数人没有意识到这一点。然而，当节食的效果可预见地停止、兴奋感也逐渐减弱时，人们就不会再谈论他们在食物、身体和心理方面遇到的困难了，节食也不会成为聚会上或社交上的谈资了。

下次，你发现自己陷入与世隔绝的未知世界时，你觉得你是唯一一个有饮食和身体问题的人。重要的是，要记住你其实并不孤单。

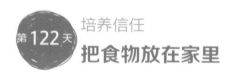

培养信任

第122天

把食物放在家里

当你觉得准备好了（并且有经济能力），为你的食品储藏室和冰箱备货是一种疗愈的行为。这是一种视觉提醒，让你知道自己拥有需要的食物，拒绝节食文化所带来的匮乏感和恐惧感。它帮助你相信自己可以按需满足身体需求。

购买大量以前禁忌的食物有助于你与食物和平相处，这也能

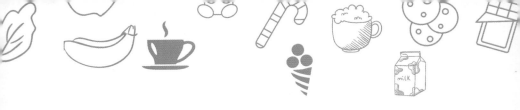

修复你们之间的信任。虽然这可能是无法想象的，但那些曾经困扰你并呼唤你名字的食物将不再对你有影响力。

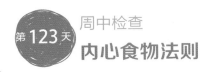

第123天 周中检查
内心食物法则

　　饮食规则是一个束缚和限制你自由进食的牢笼。培养对这些规则不加评判的意识，是通往自我解放的关键一步。这是一种温和地观察你的想法而不谴责或评判它们的立场。毕竟，你不能解构或根除你没有意识到的东西。想想看，到目前为止，你注意到了什么？

第124天 ## 直觉性进食箴言

　　所有人的身体都有尊严，都值得被尊重，包括我自己的身体。

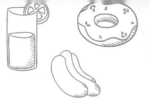

 内感意识

什么切断了你与自己的联系

了解自己的脆弱点，即那些可能让你与身体感觉脱节的环境或活动是很有帮助的。这其中既有让你忘记时间的有趣活动，也有让你同时感到紧张和疲惫的纯粹的压力。

以下哪一项可能是你的弱点，让你会无意中与你的身体脱节？

- 看电影；
- 阅读一本引人入胜的书；
- 没完没了地浏览社交媒体动态；
- 不断更换电视频道，从来没有真正选定一个节目频道；
- 从事一项令人兴奋的项目；
- 使用酒精来逃避。

与你的弱点匹配的还有哪些？

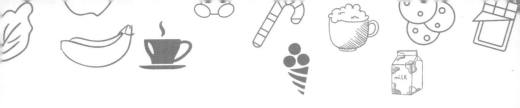

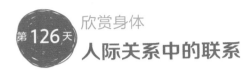

欣赏身体

人际关系中的联系

你亲爱的身体有很多能力，包括与他人建立联系。人类天生就想要与他人建立联系，而触摸是我们这样做的一种方式。想想这对你的人际关系有什么影响吧。想想拥有一个身体——你的身体——如何能够让你与他人接触的，比如给爱人一个令人安心的拥抱、牵着孩子的手、亲吻爱人，或者在同事工作出色时与他击掌。

思考一下，你的身体是如何让你与他人建立联系的。哪种类型的身体联系对你来说最有意义？

身体感恩：谢谢你，身体，通过＿＿＿＿＿＿＿＿＿＿＿

＿＿＿＿＿＿＿＿＿＿＿＿＿＿＿＿＿＿＿＿＿＿＿＿＿＿＿

（说出你最喜欢的与身体联系的方式）让我与他人变得更亲近。

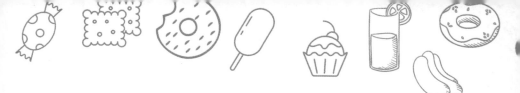

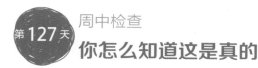

你怎么知道这是真的

一遍又一遍地重复同样的想法或规则，会让人觉得它就像一个事实了。一段时间后，这些想法和规则可能会演变成一种绝对的信念体系。对有些人来说，这个体系几乎就像一种宗教，像传教士一样宣扬他们的饮食信条。

问题是，刻板的饮食规则会增加不必要的压力和焦虑，从而影响你的生活质量和人际关系。有时候，当你看到这些规则是无效的或缺乏证据的时候，你会更容易放弃它们。更重要的是，你看到这些规则阻碍了你走向饮食自由。

本周：探索你最极致的饮食规则。它们是真的吗？谁这么说的？消息来源是什么？背景是什么？这个规则能帮助你在饮食上变得更自由、更灵活吗？它对你的人际关系和重要的事情有帮助吗？如果你对这个规则更灵活，会发生什么？如果你完全停止遵循它又会发生什么？

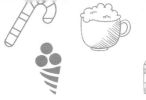

具身化肯定

第128天

我很有韧性，没有处理不了的事情

节食文化会让你怀疑自己，感觉自己很失败，因为一次又一次的节食都没有"奏效"。请记住，是节食和饮食计划让你失败了。你作为一个人的能力与你在节食文化中的能力完全无关。

实 践

回想一下你在处理困难情况时表现出的韧性。当这种情况在你的脑海中清晰呈现时，把你的意识放在"我有韧性"的感觉上。现在，强化这种感觉。你只需在脑海中呼唤它，并将注意力集中在这种感觉上。现在，细心体会这种感觉。

利用这种感觉的认知，慢慢地重复三遍"我很有韧性，没有处理不了的事情"。

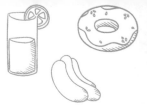

 爱的界限

不主动回应的小小自我界限

尝试一些不要主动回应的、非常简单的动作，可以让你有喘息的空间，而且不会打断你的工作流程或思路。

- 不回复信息，而是在你方便的时候再回复；
- 不接电话，尤其是在不适合聊天的时候；
- 不参与会消耗你精力的对话；
- 不回复电子邮件，而不是优先考虑何时回复以及如何回复。

 周中检查

内在食物警察

内在食物警察是节食文化内化的声音。食物警察所产生的规则，会让人感觉像是绝对的事实，因为它们已经被重复了太多次。

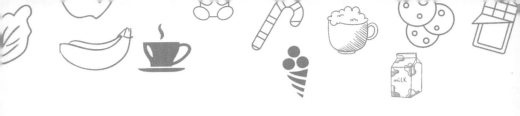

从社交媒体到头条新闻，这些规则几乎在社会的每个角落都被反复提及并强化。根除它们可能会有点困难，但不要担心，是有办法的。到目前为止，你注意到了什么？

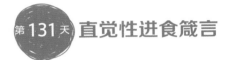
第131天 直觉性进食箴言

> ★
> 直觉性进食是一段回到自己家的亲密旅程。
> ★

第132天 自我照顾
你如何知道你的杯子满了

重要的是，你要意识到自己什么时候被带偏了。当这影响你到你几乎无法忍受的地步时，要识别出它的影响并不难。但即便你做了很多消耗你的热情的事时会怎么样呢？其影响可能同样是

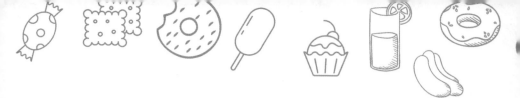

有害的。以下有一些迹象表明你可能做得太多了。

- 你的情绪发生了变化。

- 你难以入睡或醒得太早。

- 焦虑的想法增多。

- 你变得更加不耐烦和易怒。

- 你觉得自己永远也赶不上进度了。

- 你留给朋友的时间更少了。

- 你经常熬夜，睡眠不足。

- 你的压力增加了。

反 思

　　当你遇到这些情况时，你可以放弃或推迟什么？有没有可能在项目和活动之间安排更多的休息时间？如果你对休息时间和从事你喜欢的活动的时间一样重视呢？这会对你的生活质量有什么影响吗？

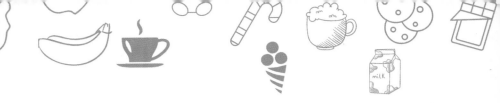

 第133天 培养信任
你会给自己讲什么故事

我们的大脑天生就会讲故事。它们试图让我们明白自己在这个世界上的位置，并保护我们的安全。问题是，这些故事只是故事，不是事实。即便如此，这些叙述还是会影响你的现实，尤其是当你把它们内化为真相的时候。你告诉自己的关于身体的故事对自信有很大的影响。你会告诉自己哪些关于身体的故事呢？这些故事让你离自我联结更近了还是更远了？

好消息是，你可以改变和放弃那些不再为你服务的赘述，但首先你需要了解故事的脉络。反思一下，如果把以下一个或多个作为你内心对话的支柱，你会有什么感觉？

- 无论我是否信任我的身体，我的身体都让我好好活着。
- 我的身体是我的精神、灵魂和智慧的家。
- 我的身体是有尊严的，值得受到尊重。
- 我的身体每天都值得被滋养。
- 无论我爱不爱它，我的身体都治愈了我的创伤。

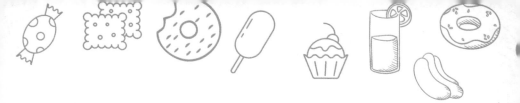

本周目标

本周你可以放弃哪些饮食规则

饮食规则就像行李箱上日积月累的划痕和凹痕一样，你并不确定它们是怎么来的，但随着时间的推移，它们会让你精疲力竭。挑战食物警察就是要找出并放弃那些严格的饮食规则——这些规则规定了你如何吃、何时吃和吃什么，而不管你的身体感觉如何，也不管什么食物听起来令人满意和美味。

你已经思考过饮食规则是如何影响你的生活质量的。有问题的规则往往是不灵活的，让你感到内疚或焦虑，或者影响你与他人社交和外出就餐的能力。这些规则往往植根于"应该"和"不应该"这两个词上。

本周：你需要什么来放弃一个饮食规则？对一些人来说，就是接受改变带来的最初的恐惧。每增加一次饮食的灵活性，你就离自由更近了一步。这周你愿意放弃哪些饮食规则呢？

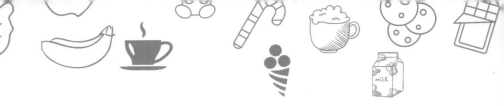

放弃节食文化

第135天

放弃基于恐惧的饮食规则

在进餐时添加恐惧和负罪感是剥夺进餐乐趣和愉悦感的最快方法之一。这些情绪的出现是可以理解的,因为耸人听闻的、制造恐惧的节食纪录片和头条新闻层出不穷。这些新闻需要获得关注,并以诱人的标题党的方式获得点击率。媒体很少深入研究,更不用承认营养科学的复杂性和细微差别了;相反,精心挑选的统计数据和研究往往会掩盖平衡的两面性。事实上,很少有真正绝对的饮食。

在评估食品标签时,要问以下三个问题:

- 这是真的吗?你又是怎么知道的?
- 谁说的,来源又是什么?
- 反方的观点是什么?

一天、一餐或零食不会决定或破坏你的健康。你需要释放什么样的恐惧才能把进食的愉悦和平静带回到餐盘中?

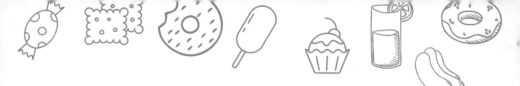

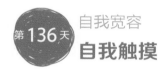

自我宽容

自我触摸

触摸是一种非常有效的抚慰自己的方式。简单的触摸行为可以激活部分神经系统（副交感神经系统），它能帮助你获得安全感并平复痛苦的情绪。当父母抱起哭闹的婴儿在怀中摇晃时，就会本能地触发这种反应。

触摸还有另一个生物学上的好处，即它能释放"拥抱"荷尔蒙——催产素，它在社会联系和减轻压力方面起着重要作用。以下是一些探索自我抚慰的触摸方法：

- 用手指抚摸整个头皮；
- 把手放在胸口上；
- 揉搓后脑勺，也就是你的头骨和脖子的连接处；
- 用另一侧的手轻轻地揉一揉对侧肩膀。

第137天 周中检查
习惯性打破饮食规则

一旦你决定某项饮食规则不再适用于你，并准备放手，就没有什么可以再动摇你了。一开始，你会觉得自己好像做错了什么。这种不安只是表明这是一种不熟悉的行为——你处于一个新的领域。新的生活方式和行为方式有时会让你感到不舒服或尴尬，但这并不意味着这种改变是不好的或错误的。它只是不同而已。

第138天 内感意识
把你的身体视为重要的信使

如果你把你的身体看作一位和蔼可亲的朋友、一位传递强大信息且能帮助你满足需求的信使，会怎么样呢？你需要什么来照顾你的身体、和它交朋友、倾听它的信息呢？也许，这意味着需要在一天中停顿几次，来简单地倾听你身体提供的感受。如果你

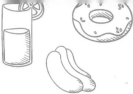

重视这些信息，而不是将它们拒之门外或置之不理呢？这会如何影响你的生活质量呢？

 第139天 直觉性进食箴言

> ★ 羞耻在直觉饮食中没有一席之地。★

 饮食冥想
第140天 吃得没有罪恶感或不陷入道德困境

愿我可以把道德和我的饮食习惯分开。

愿我可以把我的身份和我所吃的食物分开。

愿我可以认识到，美德不是通过我选择吃的食物获得的。

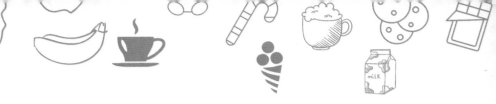

愿我能明白，我对食物的选择并不能反映我的品格。

 本周目标
第141天
将内疚作为治愈的途径

内疚感会让身体感到不舒服。所以当它出现的时候，你通常会很清楚地意识到它的存在。这提供了一个宝贵的机会，让你产生好奇，用你的意识之光照亮饮食规则或信念。

本周：注意当内疚感产生时，你身体的哪个部位有这种感觉？

思考以下提示：

- 可能触发这种感觉的信念或规则是什么？

- 这条规则是帮助我保持存在感并与身体保持联结，还是破坏了自我联结？我是否重视这个信念或规则？

- 我需要什么才能摆脱这种让人产生负罪感的信念或规则？

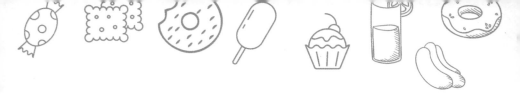

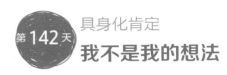

具身化肯定

我不是我的想法

想法是强大的。然而，它们不过是你内心的故事讲述者。想法不是事实，它们当然也不能定义你！我们很容易被自己的想法所迷惑，并过度认同它们，因为在那一刻，想法往往让你感觉很真实。尤其是当你对自己产生羞辱或刻薄的想法时，问题就更大了。

实 践

回想一下，你在什么时间或情况下意识到某种思维模式是不正确的？也许是在你生命中的一段持续的困难时期，你觉得自己处在固化的状态。当这种情况在你的脑海中清晰呈现时，把你的意识放在"我不是我的身体，我不是我的思维模式"这种感觉上。现在，强化这种感觉。你只需在脑海中呼唤它，并将注意力集中在这种感觉上。现在，细心体会这种感觉。

利用这种感觉的认知，把手放在自己的胸口上或来个自我拥抱，慢慢地重复三遍"我不是我的想法"。

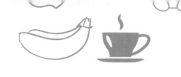

情绪与渴望

第143天 放弃故事化的情节

情绪出现在我们的身体里时，我们的大脑很快就会编造一个感觉真实的故事，而不是关注情感的身体感受。这是心灵的叙述，我们聪明的内在故事制造者延长了情感感觉。简直是火上浇油！下次你经历某种情绪时，试着放下故事化叙述，把你的意识转移到你的身体上。注意身体对情绪的感受——你在身体的哪个部位感觉到了？保持好奇心，注意这种感觉会持续多长时间。每次你被故事情节（你的想法）带走的时候，请把你的注意力友好地带回到你身体的感受上。

周中检查

第144天 注意到内疚的好处

注意到因进食带来的不愉快的内疚感有一个悖论：你发现有

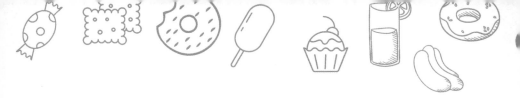

一种饮食规则或信念阻碍了你体验真正的自由饮食和随之而来的快乐。当你发现食物内疚感的根源时，你就能更好地挑战它。随着时间的推移，当你练习拒绝或反驳规则或信念时，内疚感就会消散。

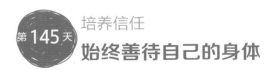

培养信任

始终善待自己的身体

你见过被虐待的小狗的表现吗？它很警惕，如果你试图抚摸它，它可能会咆哮和咬人，这些都是保护性的自卫机制。小狗不信任你是因为它被虐待过。小狗的这些行为是可以理解的，但它不讨人喜欢，这可能会导致你不喜欢小狗。

你的身体就像那只小狗。它受到文化上认可的肥胖污名的折磨，这种肥胖恐惧的根源可以追溯到 17 世纪，以及种族主义、父权制和宗教教条的起源。

治愈你与身体的关系就是要有尊严地对待它、尊重它，满足它的需求，不管你对它有什么感觉。换句话说，你不需要把喜欢

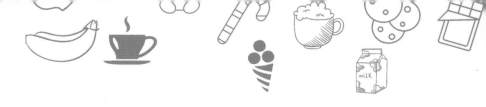

你的身体作为培养信任、善良和尊重的前提。随着时间的推移，你就能够体会到你的身体日复一日的神奇功能和作用。

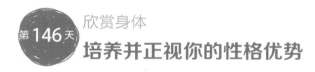

培养并正视你的性格优势

积极心理学领域的研究人员已经确定了下面列出的 24 种核心性格优势。我们都拥有优点，但是每个人对优点的表达和评价是不同的。研究表明，培养这些优点有助于获得充实的生活、提高幸福感和增强活力。想象一下，把你的时间和精力转移到培养你的性格优势上，而不是诋毁或改变你的身体上。

查看下面的优势表，在这些优势中，你最认同哪一个？要了解更多关于性格优势的信息，并进行免费的有效评估，请参阅 Viacharacter.org/character-strengths。

为了发挥自己的性格优势，首先要提醒自己，你不仅仅是一具躯体。接下来，把你的注意力转移到你最欣赏自己的一两个性格优势上。你的表述可能可以是这样：

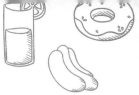

我不仅仅是一具躯体，我很欣赏我的＿＿＿＿＿＿＿＿＿＿。

性格优势表

创造力	灵性	谦虚
好奇心	勇敢	谨慎
思想开放	持久性	自律
热爱学习	热情	升值
换位思考	公平	感激之情
真实性	领导力	善良
充满希望	团队合作	爱
幽默	宽恕	社会能力

第147天 直觉性进食箴言

> 通过直觉性进食，我可以善意地尊重我独特的需求。

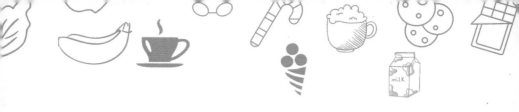

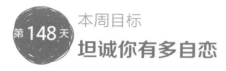

本周目标

坦诚你有多自恋

你越是沉浸在节食文化和饮食规则中，你就越倾向于关注自己能吃什么、不能吃什么。这是一种心理劫持，在许多社交场合的饮食话题中都会显露出来。而且，大多数人都不会正视自己口头上对"健康"的痴迷。坦率地说，人们只是不知道该对他们说些什么。火上浇油的是，节食文化行为还常常受到赞扬。

本周：以善意的、不加评判的意识来探索节食文化对你的影响。

你是否经常谈论你最新的饮食计划或饮食习惯，或者你为什么不吃某种特定的食物？这种情况在大多数有食物的场合都会发生吗？

- 这些对话通常是你主动提出的吗？
- 你会找机会谈论你最新的饮食习惯吗？
- 这是你和陌生人闲聊的一部分吗？
- 你是否发现你在试图说服别人接受你的饮食方式？
- 你会对人们的食物选择进行口头评判或羞辱吗？

你对这些问题的回答大都是肯定的吗？请不要对自己太苛刻。

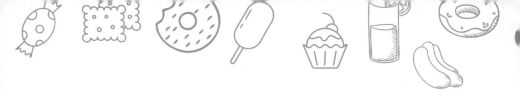

这是节食文化对你强有力控制的标志，也可能是你吃得不够的标志。

考虑一下饮食之外的其他话题——你会和别人建立更深入、更真实的联结。

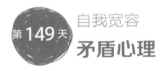

自我宽容
矛盾心理

你可能既想要你的身体与食物和平相处，又想要一个更瘦的身体。这并不意味着你就不好。当你有了一生的追求和想要改变自己身体的心态时，感到矛盾和冲突是很正常的。但你就像是节食文化的副产品，可悲的是，这种文化现在甚至渗透到了很多医疗保健品领域。你（以及我们大部分的文化）已经被苗条即理想所制约，也成为了美德的一种符号。

而其挑战在于，追求更苗条的体型会阻碍直觉性进食的过程，而且会强化对肥胖的恐惧。真正通往自由与平和的道路始于你能真正放下。这能让你顺应身体的需要，从外界的规则和束缚中解

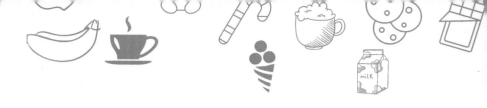

脱出来。如果你还没有准备好，也没关系。作为第一步，你能先把体重的想法暂时放一放吗？承认欲望是存在的，但你可以不付诸行动。

即使你已经走上了直觉性进食之路，但仍怀有想要更苗条身材的幻想也是正常的。这段旅程也不是为了追求完美，而是要学会忘却和放下对体型的执念。这同样需要时间。

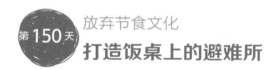

放弃节食文化

第150天 打造饭桌上的避难所

进食本应是一种享受。妖魔化食物会带走吃饭的乐趣，破坏了我们在吃饭时与他人和自己的联结。我们的家和餐桌是我们神圣的地方。我们可以通过在餐桌上制定指导原则，来创造滋养我们自己身体的庇护所，从而阻止节食文化的遗毒。无论你在家里的哪个地方吃饭，都可以考虑以下内容。

- 我们愿意滋养自己的身体，无论胖瘦还是体型如何。
- 我们对能够吃到的食物心存感激。

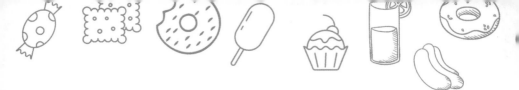

- 我们不会批评任何人包括我们自己吃了什么、吃了多少。
- 我们不谈论节食，也不谈论节食者。

你还有什么要补充的吗？

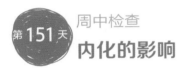

周中检查

内化的影响

　　本周你会注意到，你可能会把自己的注意力集中在吃上。你在这方面做得怎么样？这可能会感觉特别困难，因为这实际上是关于你的自我关注点也受到了他人的影响。这真的很有挑战性，也很痛苦。这就是为什么对自己友善和温柔是至关重要的。一个特别勇敢的做法就是，从与自己的饮食和身体保持着平和关系的密友中找几个你信任的，问问他们"你觉得我经常谈论我的饮食或身体吗"。

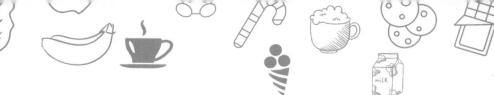

 内感意识

你身体的哪个部位会感到紧张

第152天

压力，以其微妙的形式表现为紧张。在日常生活中，你的下巴、脖子、肩膀、头部、眼睛、背部或胃部等部位是否经常感到紧张？

实 践

如果你愿意，你可以坐着、站着或躺着练习。选择一个舒适的姿势，然后做几次放松的呼吸。将一只手放在你可能感到紧张的身体部位，比如脖子。从你的身体内部，注意你感觉到的感受。用什么词来形容这种感受（见第52天的"**身体感受词汇表**"）？它有某种形状吗？它有温度吗？它有颜色吗？它有质地吗？

感知感受的方式没有对错之分。只是注意它，不要试图改变或修复任何东西。当你持续关注这种感受时，会发生什么？它会保持不变吗？如果它变了，你想用什么感受词汇来形容它？

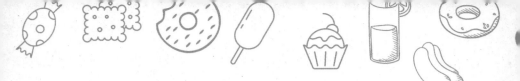

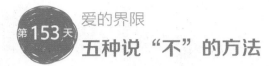

爱的界限

第153天 五种说 "不" 的方法

谢谢你想着我，但我现在没空。

很遗憾，我不能_____。

我不太适合_____。

我不能再多做一个项目了。

不，它不适合我。

第154天 直觉性进食箴言

我会及时倾听并回应身体的需求。

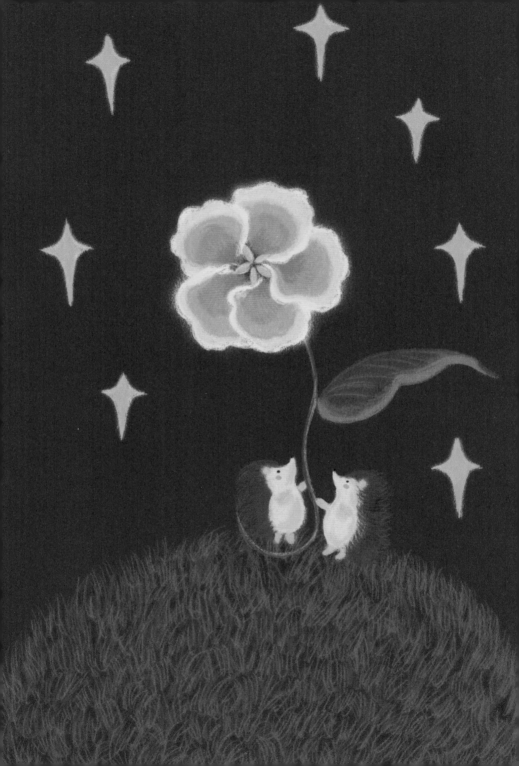

原则 5

发现满足因子

第 155 天 ~ 第 189 天

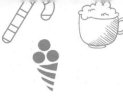
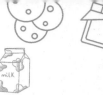

本周目标

第155天

什么听起来既美味又令你满意

在饮食中发现满足因子是清楚你真心满意的食物是什么的一种方式。乍一听，感觉这非常简单，但它却可能是一项艰巨的任务。当你长期把你的饮食选择交给一些外部的食物计划或专家时，你很容易忽视你自己、你的需求和你的偏好。

有时候，简单地问问自己吃什么听起来会令你满意，就会给你指明正确的方向。如果你不知道也没关系，因为当你一直按照规则吃东西的时候，这真的是一个常见的挑战。每一次就餐的经历都是一次进一步了解自己的机会。只有你自己知道最终什么会让你满意并持久地支持你。

本周：在选择正餐或零食时，问问自己什么听起来令你满意。考虑这些因素，用这些问题来帮助你弄清楚"我想要吃＿＿＿＿＿＿＿＿

＿＿＿＿＿＿＿＿＿＿＿＿＿＿＿＿＿＿＿＿＿＿＿＿＿＿＿"。

- 辣的还是清淡的

- 热的还是凉的

- 甜的还是酸的

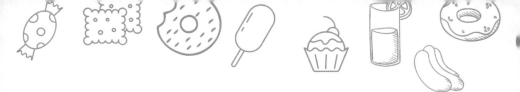

- 脆的还是软的

- 丰盛的还是清淡的

- 液体的（比如汤）还是有嚼劲的（比如三明治）

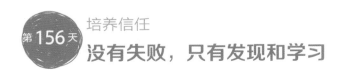

培养信任

第156天

没有失败，只有发现和学习

重要的是要记住，直觉性进食是一个自我发现和学习的旅程，没有失败。节食文化则灌输了一种二元的思维方式——合格或不合格、好或坏、在我的饮食计划内或在我的饮食计划外。这种思维方式会让你在察觉到饮食超出规则后失去对自己的信任。最终，它开始蔓延到你生活的其他领域，并进一步侵蚀你的自信。

要转变观点就要从学习的角度出发，而不是只看合格或不合格。在困难时期（或之后），试着问自己"我能从这种情况中学到什么"。如果我发现自己处于类似的情况，我可能会做些什么不同的事情？专注于学习或许可以帮助你放手，还能赋予被视为消极的东西新的意义。更重要的是，它尊重你的学习和成长的能力，

这会培养你的自信。

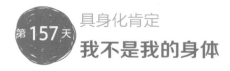

具身化肯定

第157天

我不是我的身体

节食文化将身体物化，这很容易让你相信那就是你的全部。这对你的人性是一个巨大的伤害——你不仅仅是一具躯体。想想那些著名的人道主义者，比如特蕾莎修女或纳尔逊·曼德拉——他们的伟大之处在于他们的行动，而不是他们身体的胖瘦或体型。你有身体，但你的身份不是你的身体。

实 践

回想一下，什么时候或在什么情况下你意识到你不仅仅是一具躯体的。这一时刻你可能在精神上、诗歌创作上、创造性上或人际关系上深受触动。当这种情况在你的脑海中清晰呈现时，把你的意识放在"我的价值并不局限于我的身体，我不仅仅是一具躯体"这种感觉上。现在，强化这种感觉。你只需在脑海中呼唤它，并将注意力集中在这种感觉

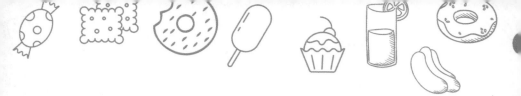

> 上。现在，细心体会这种感觉。
>
> 利用这种感觉的认知，把手放在自己的胸口上或来个自我拥抱，慢慢地重复三遍"我不仅仅是我的身体"。

周中检查

第158天

多接触听起来有趣的事物

到目前为止，你发现了什么与味觉和满足感的感官愉悦有关的东西？有什么让你惊讶的吗？害怕享受吃东西的体验并不罕见，部分原因是节食文化使享受食物成为可耻的、危险的、错误的。造成这种恐惧的另一个因素是清教徒的宗教根源，许多社会规则都是建立在清教徒的宗教基础上的。通过直觉性进食重新发现你内在的身体智慧需要大量的去条件化和去学习化。这个过程需要时间，但要知道，修复你与食物、身体和思想的关系是可能的。

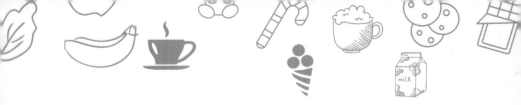

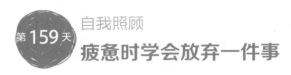

自我照顾

疲惫时学会放弃一件事

精疲力竭的感觉会让你变得脆弱，而这脆弱是由疲惫引起的。你的思维会变得模糊，更容易被情绪劫持，一切似乎都变得更加累人费力。只要一想到要按下微波炉的按钮，就觉得太累了，就像要把酸奶盒的盖子撕开一样。

在这种情况下，制订一个应急计划或者开始酝酿一个应急计划是非常有帮助的。在这些艰难的时刻，有什么是你可以放手的？也许是晚上不做饭了；也许是早睡一个小时；也可能是让要洗的衣服堆积起来；也可能是重新安排会议时间，或选择不参加社交聚会。

欣赏身体

学着敬畏你的身体

你身体里的每一个细胞都在昼夜不停地工作，只是为了让你

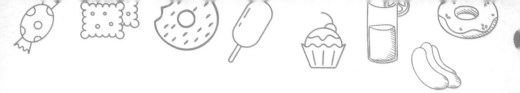

活下去。仔细想想，这是相当不寻常的。然而，我们常常认为这是理所当然的。想象一下，如果你对你的身体每天为你所做的一切充满敬畏会怎样？

敬畏是一种复杂的情感，它能带来自我超越，把我们的注意力从自己身上转移开，帮助我们感觉自己与更大整体的一部分有更多的联系。通过这种方式，对身体的敬畏可以帮助你把注意力从你的外表上转移开。

在身体方面，你可能对什么感到敬畏？也许你的身体可以自愈；在没有意识控制的情况下，你的心脏的每一次跳动都会泵出红细胞，将重要的氧气输送到肺部；你的免疫系统会无声无息地对抗感染，而不需要你动一根手指。

当你考虑到你的身体也是你的价值观、性格优势和人性的殿堂，也是生命发生的地方：与他人的联结、创造力、情感、认知和快乐，这是多么地不可思议。但是，当我们的文化将我们的身体物化时，就抹杀和贬低了所有这些神奇的东西——生命和联结的奇迹。

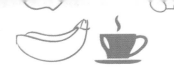

 第161天 **直觉性进食箴言**

> 滋养你的身体是一种肯定生命的行为。

 第162天

本周目标

我想要什么样的感觉

　　进食的满足感包括在你吃完之后感到满足和舒适，这就是最终吃得少或吃得多都不会令人满意的原因。直觉性进食法的实践融合了身心灵的智慧。

　　本周：当你在考虑这周想吃什么时，考虑一下当你吃完后你会有什么感觉。

- 你想在很长一段时间内保持这种感觉吗？也许你正准备乘坐长途航班、在学校里坐很长一段时间，或者工作很长时间，然后再有机会用餐。在这种情况下，吃一顿饭来维持你的精力可能是有用的。考虑一下你自己的饮食史，什么样的膳食能让你维持更长的时间？

● 你想感到满足，但又不想让肠胃负担过重，对吗？考虑一下这样的情况，比如当你在公共场合演讲、参加瑜伽或舞蹈课等活动时，以你之前的经验哪类膳食既能让你精力充沛又不让你疲惫不堪？

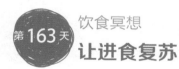

饮食冥想

让进食复苏

愿我的眼睛能享受盘子里食物的色彩。

愿我的舌头能体验到食物味道的细微差别。

愿我的鼻子能享受食物复杂的香气。

愿我的耳朵能欣赏用餐时的声音。

愿我的心灵能不受饮食评判的纠缠。

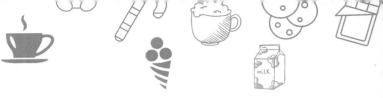

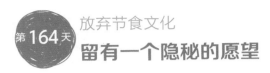

放弃节食文化

第164天 留有一个隐秘的愿望

虽然你可能在理智上拒绝了节食文化，但你可能仍然会对拥有与现在不一样的身体有一种渴望、一种隐秘的愿望。对于那些被边缘化或体型较大、不符合狭隘的审美和价值文化理想的人来说尤其如此。

你可能有过一段时间身体变瘦的经历，这使得节食文化的主张特别诱人。事实是，以这种方式限制食物是不可持续的。这是因为在生物层面上，你的细胞会为了生命而坚持下去，并试图通过减缓新陈代谢和增加对食物的渴望来维持生命。

与其抱着希望和幻想不放，不如反思一下你现在的身体如何让你的生活更充实、更投入、更愉快。感到悲伤是正常的，这是放手的正常过程。在悲伤的背后，你可能会对这个不公平地将我们的身体按大小等级制排列的社会感到愤怒。

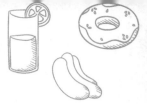

第165天 周中检查

通过饮食了解你的身体

　　节食是一种脱离肉体的形式。随着每一次节食或饮食计划的实施，你与身体的信号和需求越来越脱离。在你的直觉性进食之旅刚开始的时候，你可能很难考虑当你吃完一顿饭或零食时你想要什么样的感觉。或者，你可能知道你想要什么样的感觉，但你不知道什么样的食物或零食会让你达到那个目标。没关系。假以时日，带着耐心和意识，你会从自己的经历中真正知道。每一次吃东西都是一次了解自己和身体的机会。

第166天 内感意识

吃东西的过程感觉如何

　　今天选择一顿饭或零食，这样你就可以专注于吃东西的各种感觉。在你吃第一口食物的时候，注意：

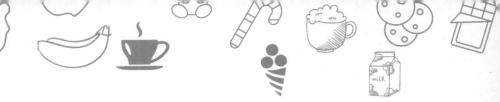

- 当你咀嚼食物时注意食物的口感，稠度会有明显的变化（比如嚼一口三明治），还是会有细微的变化（比如吃一勺酸奶）？
- 吞的感觉如何，你有多少次把这种身体的进食行为视为理所当然？
- 吞下的食物在你的食道中流动，把你的意识放在这种感觉上，你能追踪到这种感觉有多深？

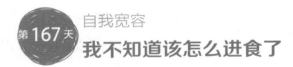

自我宽容

我不知道该怎么进食了

在遵循了饮食、健康和生活方式计划（也就是各种形式的节食）之后，这是一种常见的、令人恼火的想法。在生活的其他方面感到自信和成功，但在饮食方面却没有，这是令人难以置信的沮丧。你可能知道食物中的宏量营养素、（健康程度）分值或卡路里，就像电脑数据库一样。但这些信息并不是自我认知，也不能促进你与身心真正的自我联结。这些指标都是外部信息，与你独特而具体的需求关系不大。

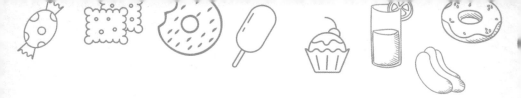

如果你觉得自己好像不知道怎么吃了，这真的是可以理解的。你可能已经在节食文化中生活了几个月、几年甚至几十年。你并不孤单。重新教会自己如何进食，就是要学会深入倾听，并及时回应身体的需求。这需要时间和练习。

培养信任

第168天 攀比的陷阱会侵蚀自我信任

因为我们的基因、活动水平、肠道微生物群、生活经历和条件都不相同，因此每个人的需求也就不尽相同。即便如此，人们还是会经常把自己的饮食同他人，包括完全陌生的人进行比较！比较饮食会削弱自我联结，侵蚀信任。这就像把你的尿量和别人比较一样！听起来很荒谬，对吧？但出于某种原因，当涉及饮食时，就成了一种社会规范的做法。

如果你发现自己陷入了食物比较的陷阱，那就把注意力转移到自己的身体上，善意地问自己："我需要什么？什么听起来不错？什么能让我满意？"这些问题你问并回答得越多，你就越能

与自己建立联系和信任。

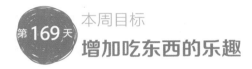

第 **169** 天
本周目标
增加吃东西的乐趣

如果你养成了一边吃东西一边分心的习惯，你就会错过吃东西的乐趣，因为大脑一次只能把注意力放在一件事上。就像照相机镜头一样，它只会看到（和体验到）它所关注的东西。当你一心多用的时候，比如看电视、刷社交媒体、阅读或付账单的时候，你就会错过完整的进食体验。这会让你感觉不那么满足。

本周：选择一天只吃一顿饭或零食，不参与其他活动。注意不受干扰地吃东西的感觉。吃东西的过程是不是更愉快了？食物的味道是否更令人满意？是否更容易识别出现的饱腹感？

第170天 直觉性进食箴言

> 直觉性进食是关于培养与自己的健康关系，而不是追求减肥。

第171天 具身化肯定
我相信自己

遵守节食文化的规则和期望会侵蚀你的自信心，继而影响到你生活的其他方面。确认你可以信任自己是很重要的。

 实 践

回想一下，你在什么时间或情况下真正信任自己？也许是在你生命中的一段持续的困难时期，你做出了一个正确的决定；或者是当你感觉到有些事情不对劲的时候，你相信自

己，选择离开——远离危险。

现在，强化这种信任认知的感觉，并把手放在自己的胸口上或来个自我拥抱，慢慢地重复三遍"我相信自己"。

周中检查

第172天 放弃多任务处理，提高满意度和联结性联系

虽然吃饭时不分心听起来很简单，但如果你习惯了一边吃饭一边处理多项任务，这可能会很有挑战性。刚开始的时候你可能不愿意迈出这一步，这是完全可以理解的。尽量不要因为感觉不情愿而去评价自己。试着在进餐的前五分钟或十分钟内不分心地进餐，以此来放松自己。

自我照顾

第173天 处理电子邮件的精神休息

接收的电子邮件就像一个无情的瀑布，它永远不会停止；或者感觉就像打地鼠，你刚回复了一封邮件，另一封就跳出来要求你注意。有时候，你只是需要休息一下。

如果你在电子邮件中设置一个自动离开信息，让自己的精神休息一下呢？大多数人在度假时会这样做，你可以在任何时候使用这个设置，它可以管理你何时回复别人的电子邮件的预期。

或许一封外出邮件可以这样写：我不在线，在（插入日期或时间）回来之前不会查看或回复电子邮件。

爱的界限

第174天 关于饮食谈话转换的界限

当人们开始谈论他们最近的饮食或生活方式的改变时，有一

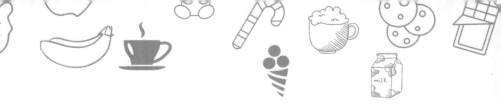

些自动的反应来改变话题是很有帮助的。看看下面哪种反应最能引起你的共鸣。

- "我们能不能换个话题，不谈身体和饮食？我很想听听你有关 _____（如上一个假期的趣闻、刚看完的一本书、最喜欢的一部电影等）。"

- "节食对我有害，我正试图避开这些话题，如果我们能聊点别的，我会很高兴的。"

- "我试着专注于与我的身体建立联结，而这些对话让我感到困惑，并怀疑自己。如果我们能换个话题，我会很感激。"

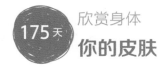

欣赏身体
你的皮肤

你唯一的身体努力工作，以完成非凡的任务，这往往被认为是理所当然的。想想你的皮肤——我们人体最大的器官。皮肤细胞的寿命只有四周左右，它们会脱落和死亡，而人体每天会脱落约 5000 万个皮肤细胞。换句话说，你的皮肤处于不断再生的状态。

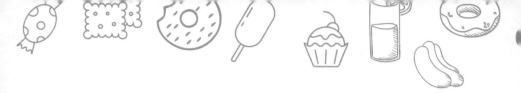

皮肤在保持人体健康方面也发挥着许多作用，包括调节体温、提供一个抵御病菌和有毒物质侵害的保护屏障。皮肤细胞对伤口愈合也不可或缺。当你割伤、刮伤或皮肤感染时，你的身体会制造新的皮肤细胞来取代你失去的皮肤。

身体感恩：我感激我的皮肤，它为我的健康保驾护航。

本周目标
第176天
进食的感官质量

把你的注意力放在进食的感官质量上，能让你吃正餐和零食时获得更大的满足感和愉悦感。我们很容易把忙碌、匆忙的心态带到餐桌上，这让我们从当下的进食感官质量上分心。

本周：每天选择一顿正餐或零食来训练如何集中注意力。这将是一个两步练习，然后是反思。

首先，注意眼前食物的整体香味和摆放；其次，保持好奇心，把你的意识放在这些感官质量上；最后，每吃一口食物，都要

注意：

- 盯着你手中叉子上的或勺子里的食物；
- 食物被你打开包装、咬进嘴里或咽下时发出的声音；
- 食物在咬之前的气味；
- 食物经过你的嘴唇、舌头进入口腔时的触感；
- 品尝每一口食物，在咀嚼过程中体察其味道的细微差别。

 实 践

　　这种做法有没有让你感到惊讶？也许你发现，心无旁骛地进食更容易，因为脑子里有什么特定的东西要观察。

放弃节食文化
第177天　摆脱节食文化带来的精神负担

　　当你厌恶自己的身体并遵循食物规则时，你的脑海中往往被焦虑长期占据。当节食文化的精神杂念被清除后，你就可以更多

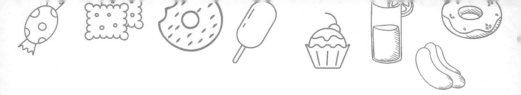

地关注你的人际关系，这对你自己和你生命中重要的人来说都是一份礼物。你可以更轻松、更灵活、更平和地生活在这个世界上。自从放弃节食文化后，你的心灵是如何释放出一些空间的？

第178天 直觉性进食箴言

> 为了让我与食物和平相处，我需要停止与身体的战争。

第179天 周中检查
联结你的感官以提升视觉、听觉、嗅觉、触觉和味觉的满足感

你最喜欢的饮食的感官体验是什么？考虑把它作为进食时的

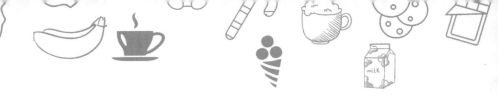

重点。从不同的食物中获得不同的感官体验也是很常见的，比如闻到烘焙饼干的香味或看到盘子里五颜六色的沙拉。用吃的方式来品味你的感官体验是没有错的。

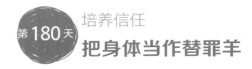

培养信任

第180天

把身体当作替罪羊

作为人类，就要经历各种各样的情绪。一般来说，愤怒、悲伤、压力和焦虑等情绪会让人感觉身体不舒服。你可能会因为悲伤而感到沉重，或者因为无休止的压力而感到重担在肩。

当你与你的身体交战时，负面情绪往往会与你的身体纠缠在一起。因为你的身体也是情绪的载体，它很容易受到责备，成为生活挑战的替罪羊。随着时间的推移，节食文化的无情讽刺和长期的自我厌恶，人们很容易产生"改变你的身体就会改变你的生活"这样的想法。

如果你发现自己处于情绪化的环境中，并且有一种想要瘦身的冲动，那就把你的意识转移到身体内部。暂停并扪心自问："我

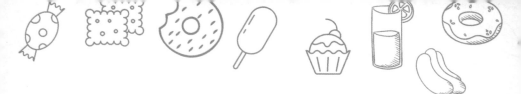

现在的情绪是怎样的？我可能需要什么？"

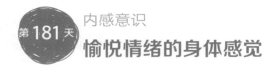

第181天 愉悦情绪的身体感觉

我们很容易陷入负面情绪以及伴随而来的身体感觉的漩涡中，比如失恋后撕心裂肺的空虚感。但是，我们沉浸在快乐和满足的时候，又有多少次真正感到好奇并被身体的感觉所吸引呢？

实　践

今天，当你注意到幸福、快乐或满足的时刻，倾听并注意它在你身体里的感觉。

也许是一种轻盈、一种开放，或者一种放松的辐射感？你会如何描述这种身体上的感觉（见第52天的"**身体感受词汇表**"）？

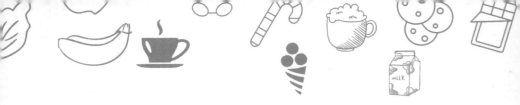

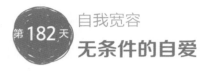

第182天 自我宽容
无条件的自爱

　　身体羞耻感是社会造成的。你并非生来就讨厌自己的身体，但你生活在一个诋毁身体的文化中，它就教会你这样做。对自己身体的厌恶会渗透到你对整个自我的感觉中。你很难照顾好你讨厌的东西，包括你的自我意识和你的身体。

> 实 践
>
> 　　如果你无条件地爱自己，今天你会如何对自己说话？如果这个想法对你来说似乎太过夸张，那就想想你如何与一位你无比尊重的朋友交谈。

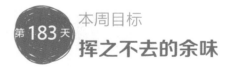

第183天 本周目标
挥之不去的余味

　　进食的一大乐趣就是在你吞下食物后发现嘴里有挥之不去的

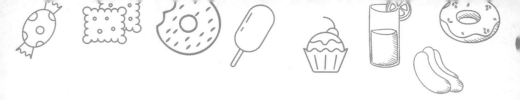

味道。在葡萄酒品鉴中，这就是所谓的"余味"。体验余味有助于你在用餐时获得满足感。但它很微妙，如果你吃得很快或心不在焉，余味很容易被忽略。

本周：吞下一口食物后，稍作停顿。把注意力放在余味上。刚开始的时候，用舌头沿着上下牙齿轻轻滚动，可能会更容易注意到余味。假以时日，仅凭你的感知就足以让你细细品味这种体验了。

 具身化肯定

第184天

我的身心都值得休息

我们生活在一种重视"磨炼"的文化中，休息往往不被重视。节食文化通过切断你与身体的联结来强化这一点，经常让你感到麻木，这阻碍了你注意到你的身体何时需要休息。为了茁壮成长，为了达到最佳状态，我们需要休息。

实　践

回想一下你真正让自己放松和休息的情况。这对你的能

量水平和精神状态有什么影响？

　　利用这种感觉，把手放在自己的胸口上或来个自我拥抱，慢慢地重复三遍"我的身心都值得休息"。

第185天 直觉性进食箴言

> 　　直觉性进食是一种内在的工作，让我联结到我的身体感觉。

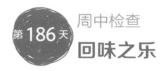

第186天　周中检查
回味之乐

　　仅仅注意到余味就能延长吃东西的乐趣。这是进食乐趣的细

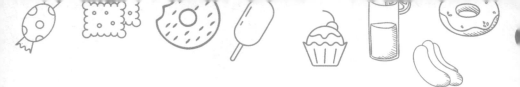

微差别，如果你不注意就很容易错过。例如，如果你发现自己忙于生活和待办事项，那么这种忙碌的心态很容易蔓延到饮食过程中。有些人甚至在咽下上一口食物之前就又把食物塞进嘴里。关于余味，你有什么发现？

饮食冥想
愿我愿意

愿我愿意不受干扰地进食。

愿我愿意与我的身体建立联结。

愿我愿意培养觉察力。

愿我愿意尝试新的饮食体验。

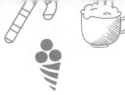

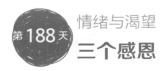

情绪与渴望
三个感恩

第188天

有时候，当我们经历不舒服的情绪时，我们需要更广阔的视野。下次你感到不愉快时，试试下面这个技巧。

● 标记或描述你不愉快的情绪（承认它，不要忽视它或淡化它）。

然后，

● 描述三件让你心存感激的事情，即使你正感到不舒服。

这个练习听起来是这样的：

我感到_____。

我对生活中的这三件事心存感激：

1._____；

2._____；

3._____。

例如：

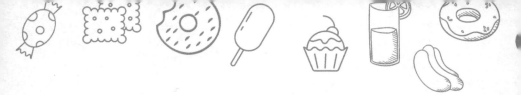

我感到 __悲伤__，但同时也为 __我自由自在、我有能力照顾狗和有灵活的工作时间__ 感到庆幸。

 放弃节食文化

为什么赞美身体是有害的

节食文化注重外表，根据一个人的长相，尤其是体重来赞美他是很常见的。虽然他们可能是出于好意，但基于身体的评论会产生负面影响，因为它会使体重的耻辱永久化。不管你的意图是什么，评论一个人的体重是有问题的，原因有很多。

- 你可能是在称赞某人的饮食失调。你不能通过一个人的外表来判断他是否有饮食失调的行为，比如清肠、限制饮食或使用泻药。
- 这个人可能患有癌症或一些他们不想谈论的疾病。
- 这个人可能正在经历一段紧张的时期，比如婚姻冲突、精神疾病或抑郁症。
- 它将一个人物化，强化了体重的耻辱感。
- 它强化了体型的等级制度。
- 表露出他以前并不好看。

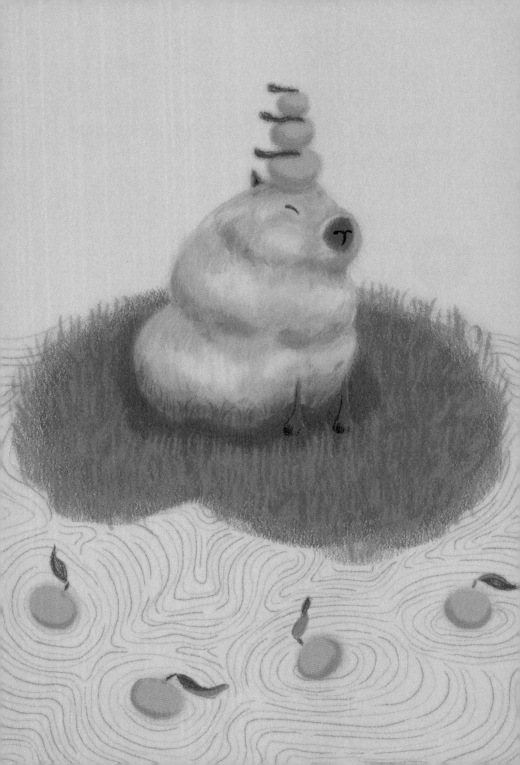

原则 6

感受饱足感

<u>第 190 天 ~ 第 224 天</u>

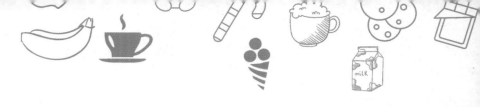

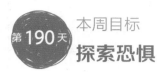

本周目标
探索恐惧

节食文化将饱腹感病态化。因此，许多人害怕这种非常自然的暗示，让我们知道我们已经有足够的营养。饱腹感就像句子末尾的句号，它是一个自然的停止点。

本周：探索一下你是否以一种恐惧和处处提防的方式进食，就像你开车时一只脚时刻不敢离开刹车踏板一样。在你饱腹感到来之前，你会小心翼翼地停止进食吗？顺便说一下，如果你愿意早点吃饭以满足身体的需要，这并不一定是个问题。

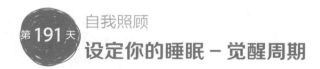

自我照顾
设定你的睡眠－觉醒周期

早看日出、晚看日落（重要提示：永远不要直视太阳，因为它会永久损伤你的视网膜）是设定你的睡眠－觉醒周期的简单且

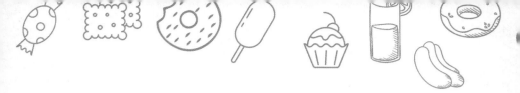

有效的方法，这就像观看：

- 早晨日出 2~10 分钟，最好在早上 8:00 之前观看；
- 傍晚日落 2~10 分钟，最好在下午 16:00 以后观看。

这不仅是开始和结束一天的美好方式，它还通过影响皮质醇和褪黑激素的释放来影响你的昼夜节律周期。有研究表明，连续两天这样做就足以重置你的睡眠 - 觉醒周期。

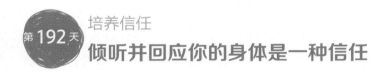

培养信任

第192天 倾听并回应你的身体是一种信任

每当你用外部标准，比如体重秤、食物追踪 App、镜子或他人的意见来评判自己，你就会失去一点自我联结。把自己的愿望和需求外包出去，会让你离真实的自我越来越远。

相反，我们需要的是一种温和而决绝的向内转变。这是一个倾听身体的简单行为，它是了解自己身体和真正回家的大门，它是从内心了解自己的需求。

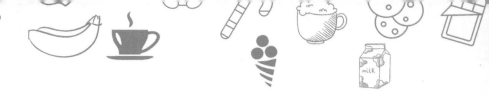

此时此刻，花点时间与自己交流一下，问一个普遍的倾向性问题。总的来说，你现在感觉如何？愉快、不愉快还是平和？每次你问这个简单的问题，你都在倾听并建立信任。

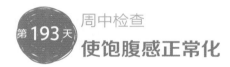

周中检查

第193天 使饱腹感正常化

你在饱腹感方面做得如何？当你选择停止进食时，恐惧是否会影响你，会不会被一种困惑感所掩盖？当你以按点进食为习惯而不是以随饿随吃的方式进食时，了解饱腹感的过程会更容易。两种进食方式都没有问题。但在开始的时候，如果你想更清楚地识别饱腹感，那么应更多地按点进食可能会有所帮助，即一日三餐，餐餐丰盛，外加一些零食，而不是少食多餐。这是因为少食多餐会产生更细微的饱腹感，这可能会让人对饱腹感界定不够清晰。

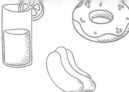

第194天 直觉性进食箴言

> ★ 直觉性进食是身体和食物解放的途径。

第195天 内感意识
注意你身体中感到压力的部位

在日常生活中，我们很容易与自己和身体失去联结，也能从回复没完没了的电子邮件以及应付繁忙的日程安排中感受到巨大的压力。除非我们进行检查，否则我们就会与自己的身体脱节。

实　践

在当今这个狂热的时代，还是需要花点时间注意一下你身体的哪些部位感受到了压力。压力的表象也许是脖子僵硬，或者下巴发紧、太阳穴发胀；也许是胃有下坠感，或者

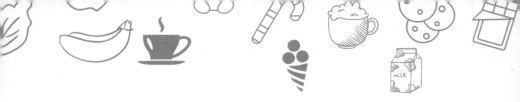

膈肌紧绷导致呼吸变浅。只要留意就好。每次检查自己的身体，你都会更多地了解你自己，并建立起一座与自我联结的桥梁。

欣赏身体

第196天 在社交媒体上促进激进的身体多样性

我们生来就有不同的身材、长相、性别或能力。大多数主流媒体都没有反映出这种令人难以置信的多样性，更不用说赞美了。虽然社交媒体有很多缺点，但也有非常积极的一面。你可以管理你社交媒体的信息流，使其多样化，以便更能反映现实。此外，取消关注和关注新账号一样有效。

这可以让你周围的人不论其体型、大小、性别、种族、年龄和能力怎样，都能过着积极而充实的生活。

了解你崭新的饱腹感

你一直在探索的饱腹感是一种正常的身体感觉，它让你知道你已经充分滋养了你的身体。现在是时候和这个提示做朋友，并感受你身体中出现的饱腹感了。我们很容易错过出现的饱腹感，因为一开始它很微妙，就像耳语一样。

一个令人愉快的做法是啜饮热茶，因为它给了你一个有益的焦点。请注意，下面的练习不是为了欺骗你的身体假装饥饿或虚假的饱腹感，而是引导你的意识去感受新出现的饱腹感。

实 践

准备足够的开水，按照自己的喜好沏两到三杯茶。开始品茶，把你的意识放在茶汤从食道流向胃的感觉上。注意这种感觉。继续品茶，直到你真正感觉到胃里有饱腹感（这可能需要品两到三杯）。这种饱腹感是暂时的、转瞬即逝的，因为喝茶并不足以充饥。

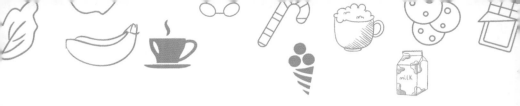

本周：利用你从品茶练习中学到的知识，在一次进餐时，将你的意识放在新出现的饱腹感上。

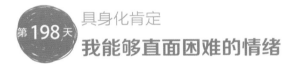

具身化肯定
我能够直面困难的情绪

重要的是不要忽视自己的情绪。暂时转移注意力是可以的，但最终，你还是需要体验你的感受。直面身体对情绪的感受，而不是参与心理叙事或自我对话，这可能特别有力量。虽然感觉可能不是这样，但情绪是暂时的。你越是试图压抑一种情绪，它陪伴你的时间就越长，很可能会压倒你。是人就会有情绪，学会倾听困难的情绪。

> **实 践**
>
> 回想一下你经历过的一次强烈的情绪，这种情绪最终还是过去了（请注意，如果这种反思感觉太过刺激，可以随意选择不同的反思）。也许是你在葬礼上哭泣，或者收到拒绝信后感到极度失望。当这种情况在你的脑海中清晰呈现时，

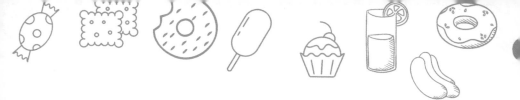

把你的意识放在"我可以处理困难情绪"的感觉上。

把手放在自己的胸口上或来个自我拥抱，慢慢地重复三遍"我能够直面困难的情绪"。

 自我宽容

第199天 自我宽容并非有害的积极态度

虽然拥有积极的想法或光明的前景是有好处的，但当这种观点掩盖或否认你的现实时，就会有问题，这就是所谓的"有害的积极态度"。往好里说，有害的积极态度会把你正在经历的事情最小化；往坏里说，它会剥夺你建立韧性的机会。那是因为它从情感上绕过你正在经历的事情，这并不能培养真实的自我联结。

而自我宽容是指与你的痛苦联系在一起，同时找到一个温暖、善良的视角。它是关于拥有一个内心最好的朋友，无条件地提供支持和善良的声音。

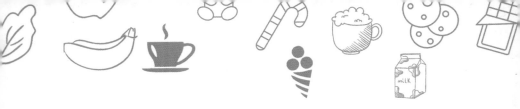

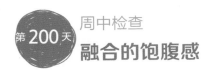

第200天 周中检查
融合的饱腹感

识别和感受新出现的饱腹感需要练习和专注。如果这对你来说很难，没关系。重要的是培养耐心和好奇心！这真的是一种专注的练习。有些人发现，继续使用品茶练习（第 197 天）更容易帮助他们熟悉并将意识集中在饱腹时的身体感觉上。

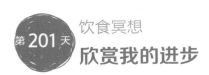

第201天 饮食冥想
欣赏我的进步

愿我对尚未痊愈的饮食焦虑心怀怜悯。

愿我在直觉性进食的道路上有耐心。

愿我在餐盘前绽放光芒，拥有宁静。

愿我认识并欣赏自己的进步。

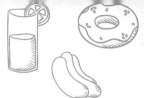

 第202天 直觉性进食箴言

> 有时候，吃饭很平常，没关系的。

 放弃节食文化
第203天 取代基于外表的赞美

以下是一些与外表无关的赞美，它们更贴近人性：

- 我喜欢你的活力；

- 我钦佩你能按照自己的价值观生活；

- 你今天看起来很开心；

- 你真是个了不起的＿＿＿＿＿＿＿＿＿＿＿＿＿＿＿（朋友、同事、合伙人、老板、搭档、队友、盟友等）；

- 我钦佩你的真诚；

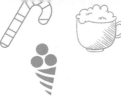

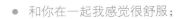

- 和你在一起我感觉很舒服；

- 和你在一起我真的感到被倾听和安全；

- 我欣赏你的开明和多角度思考的能力。

本周目标

第204天

时间紧迫时的三口签到法

当生活变得复杂、匆忙和紧张时，这种直觉性进食检查技巧就会很有用。虽然吃饭时不分心是最理想的，但这并不总是可能的。这种做法要求你在吃饭或吃零食的时候把注意力集中在三口食物上，而不是完全放弃自我联结。请记住，以下只是一种练习，而不是另一种饮食规则！

本周：每天选择一顿正餐或零食，练习三口签到法。

- 第一口：在你吃第一口食物之前，先与你的身体交流一下，你的饥饿感总体上是什么感觉——令人愉快的、不愉快的还是平和的？食物看起来、闻起来、尝起来怎么样？

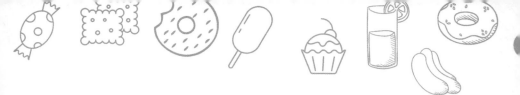

- 中间的一口：在你用餐的过程中，停下来有意识地吃第二口食物。注意它的味道如何？你的饥饿感有没有减弱？有没有出现饱腹感？
- 最后一口：当你吃完最后一口食物时，与你的饱腹感联系起来——它是令人愉快的、不愉快的还是平和的？

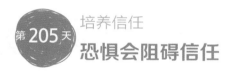

培养信任

第205天 恐惧会阻碍信任

　　恐惧会阻碍你相信自己身体智慧的能力。可悲的是，我们生活在一个充满恐惧的世界里，它给你灌输了一种你离灾难只有一步之遥的感觉。我们的文化赋予了食物太多的力量，同时也剥夺了我们进食的乐趣。除非你有致命的食物过敏，否则吃某种特定的食物不会置你于死地。请记住，一种食物、一顿饭或一天的餐食不会影响你的健康。

 第206天 爱的界限

你可以爱你的家人，但仍然需要设定界限

节食文化让很多人以二元的方式思考——合格或失败，好或坏，节食或不节食。设定界限并不是非黑即白的。你仍然可以爱一个人，同时需要在谈论饮食话题或进行身体评论时设定一个界限。它们并不相互排斥。

- 我爱我的妈妈，我需要为她的身体评论设定一个界限；
- 我爱我的爸爸，我需要为他针对我的食物评论设定一个界限；
- 我爱我的妹妹，我需要为她的饮食言论设定一个界限。

第207天 周中检查

关于你的饱腹感，你注意到了什么

你注意到自己的饱腹感有哪些模式了吗？如果你停留在愉悦

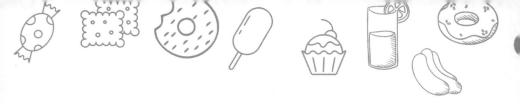

的饱腹感上，哪些因素能帮助你认识到它？如果你最终经历了不愉快的饱腹感，下次你可能会采取哪些不同的做法？你会早一点检查一下你的身体吗？请记住，吃得过饱并不意味着失败，而是一个学习的机会，可以帮助你更好地了解自己的身体！偶尔吃得过饱也是正常饮食的一部分。

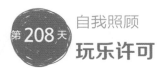

自我照顾

玩乐许可

你最近一次自发地娱乐是什么时候？只是为了好玩吗？玩耍对我们的身心健康非常重要，但当生活变得复杂时，我们往往无法放松地玩耍。

允许自己玩耍吧！尝试一些听起来有趣的事情，比如吹泡泡、在公园或学校荡秋千、在水中散步、在水坑里溅水、用粉笔进行艺术创作、骑自行车、下棋、打牌、跳舞或者建一个沙堡。选择真的是无穷无尽的！

 内感意识

第209天

把不愉快的身体感觉当成礼物

如果你把不愉快的身体感觉看作是满足你基本需求的礼物呢？也许是一件不方便的礼物。有时，你可能不喜欢你的身体发出的物理信息，比如：

- 心跳加速和身体焦躁不安，这可能反映出你感到恐惧和需要安慰；
- 眼皮沉重、四肢疲惫，这可能反映出你需要休息一下，哪怕打个盹儿；
- 牙齿隐隐作痛，这可能意味着你需要去看合适的医疗保健专业人员了。

有时，如果你忽略了一条信息，身体的感觉就会变得更强烈，就像有人在敲你的门，想引起你的注意，说"请让我进去"。今天你可能需要让什么进来？

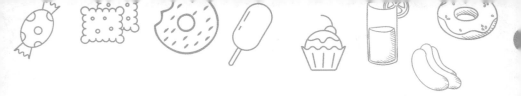

 第210天 直觉性进食箴言

> 直觉性进食是我通往自由的道路，能远离节食文化。

 本周目标
第211天 饱腹感跟饥饿感不是一回事

当你了解你的身体和饱腹感时，有一个细微的差别是很重要的。当你感到饥饿并开始进食时，你会达到不再饥饿的节点，但这并不是饱腹感，仅仅是没有饥饿感。

假如你非常饿，坐下来吃一碗香辣玉米面团。吃到一半的时候，你可能会发现饥饿感消失了。然而，如果你此时停止进食，可能会感到意犹未尽，还想继续吃。这是正常的！这就是为什么

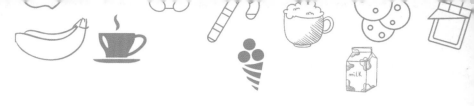

如果你决定在没有饥饿感而不是饱腹感的时候停止进食，你会更快感到饥饿。

本周：当你进餐时，在吃到一半时停下来（这个时间不需要精确）。注意你的感觉，比如饥饿感。在既没有明显的饥饿感也没有明显的饱腹感的情况下，感到模棱两可是很常见的（这也是一种感觉）。把这段体验记下来。当你吃完后，注意你的饱腹程度。你现在的感觉和你吃到一半的时候有什么不同？注意两者的区别。请记住，这是一种直接体验，而不是智力练习。饥饿感和饱腹感是动态的，可能以各种方式表现出来。这是一种持续的练习，而不是勾选后就抛在脑后。

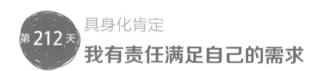

具身化肯定

我有责任满足自己的需求

只有你能成为了解自己和自己需求的专家，没有人可能知道你的感受。你可能需要提前结束和朋友的约会，因为你累了；或者你可能需要拒绝一个项目，因为你已经承担了太多的责任。

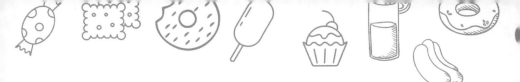

回忆一下你曾拒绝承担一项重要责任或项目的经历。也许你没有足够的精力，或者你根本没有这个能力把工作做好，因为你有太多其他义务要承担。所以，在拒绝之后你是否感到如释重负？现在，请加强这种对无法承担更多事情的解脱感和认知感。

利用这种感觉，把手放在自己的胸口上或来个自我拥抱，慢慢地重复三遍"我有责任满足自己的需求"。

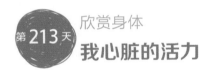

欣赏身体
我心脏的活力

把手放在你充满活力的心口上。你能感觉到自己的心跳吗？想想看，这个美丽的器官一遍又一遍地跳动只为你。无论遇到怎样的艰难险阻，你的心脏都在不停地跳动。在一年的时间里，人类心脏的平均跳动次数从 310 亿次到 530 多亿次不等。

你能否将视角转移到身体内部，对你唯一跳动的心脏表示赞赏和感激吗？

第214天 周中检查
区分无饥饿感与饱腹感

你是否能够识别并感受到不饿和舒适的饱腹感之间的区别？如果你一边吃东西一边处理多项任务（比如看电视或阅读），你就很难体会到这种微妙的感觉。你可能需要一段时间才能分辨出这些感觉，这没关系。请耐心一点，善待自己。

第215天 自我宽容
感觉被困住是正常的

即使你很清楚你想彻底摆脱节食文化，你仍然会感到很困惑。

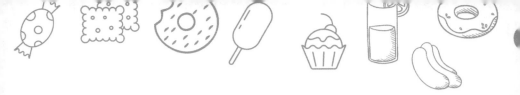

一方面，你可能会对在直觉饮食的道路上前进感到恐惧；而另一方面，你又非常清楚自己不能再像以前那样生活——沉浸在节食文化中、为吃进嘴里的每一口食物忧心忡忡、总是惦记着下一顿要吃什么、对生活失去信心。这是一个很常见的、能发现自我的情况，而且感觉不太好。不过，这也是意料之中的。当然，你可能很害怕，害怕改变，这很正常。

实　践

当你感到被困住了，你会怎么鼓励自己？

 放弃节食文化
第216天 认识到短期的缓解是以长期痛苦为代价的

我们很容易陷入"再试一次"的减肥陷阱，这通常是一个挥之不去的幻想，在你的脑海里闪烁，这意味着你节食的心态仍然存在。饮食文化无处不在，这是可以理解的。这就是在反思，你

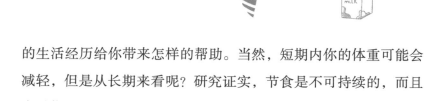

的生活经历给你带来怎样的帮助。当然，短期内你的体重可能会减轻，但是从长期来看呢？研究证实，节食是不可持续的，而且会对你的生活质量产生负面影响。

我们应该认识到，节食文化行为，不管你怎么称呼它，都是一种短期的缓解，它带来的是长期的痛苦。你在自己的生活中看到过这种情况吗？

培养信任

第217天 持续的自我友好行为会修复信任

如果你有一个经常对你不忠的朋友，你还会相信他吗？很可能不会！为了让一段关系蓬勃发展，需要有一个安全的纽带，双方可以相互依赖。人际关系是相互依赖的，包括你和身体之间的关系。

你能善待自己的身体吗？当你厌恶自己的身体或者觉得自己的身体不够好时，对它不友善真的很常见。如果你与身体的关系充满了对它的摧残、克扣食物，或者忽视它向你发出的信号，那

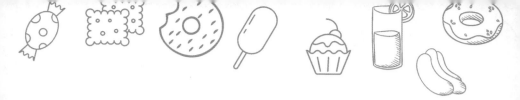

么你就很难期望你的身体做出一致的反应（比如饥饿感、饱腹感和满足感）。身体的混乱会破坏自我联系和信任。

每次你满足身体的需求，比如营养、休息或调适性运动，你都在修复信任，一次一次地自我善行。重要的是坚持，而不是完美。

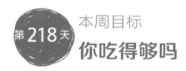

本周目标
你吃得够吗

如果你倾向于在一顿饭中吃很多蔬菜，比如吃一份果蔬沙拉，你可能会注意到有一种既饱又不饱的矛盾感觉。这是因为蔬菜的体积和纤维会触发胃里饱腹感的感受器，但这只是你体内饱腹感的一部分。饱腹感也由大脑和神经系统控制。

你的身体非常聪明，这就是为什么即使你感觉饱了，你仍然想吃更多的食物。这种情况在节食时也会出现：你吃的食物体积很大，但缺乏足够的能量或卡路里。因此，你会很快、更频繁地想到食物。

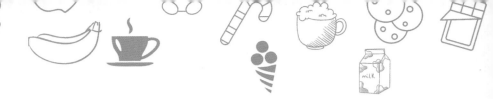

　　如果你在饭后两三个小时就感到饥饿，这可能表明你在这顿饭中没有吃够。这不是问题，只要你不介意在一天中多次忍受饥饿感。一般来说，如果你在一顿饭中吃了足够的食物，这些食物将维持你大约四到六个小时的需要。

　　吃零食也会出现这种情况。例如，你可能吃了一个苹果，然后在 30 分钟到 1 小时后就会感到饥饿。这可能表明零食不足以让你撑到下一顿饭点。

　　本周：注意你是否有过不完全饱腹感、感觉有点饱但仍然想吃东西的经历——无论你是想吃一顿正餐还是零食。

第219天 直觉性进食箴言

> 　　直觉性进食的旅程需要时间、耐心和自我善待。

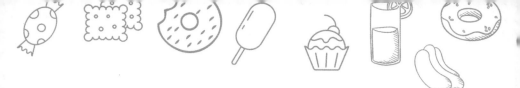

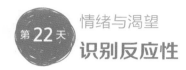

情绪与渴望
识别反应性

　　我们不能控制我们最初的情绪或根本的想法，但我们可以控制我们对它们的反应。反应性是对某种情况、某一想法或感觉的自动反应。它可能发生得很快，很容易被忽略。反应性不是有意的或深思熟虑的，而是一种下意识反应。

　　当涉及饮食和身体相关问题时，反应性行为可能是这样的：

- 觉得一顿饭吃得太多，于是在一天剩下的时间里不吃饭；
- 吃了甜点，然后通过更多的运动去"消耗掉"；
- 当你觉得自己的身体无法接受时，发誓要少吃；
- 意识到自己吃了"错误"的食物或"错误"的量，并在第二天通过少吃来补偿。

　　这种模式变成了一种补偿行为，比如开始一个新的饮食计划或方案，或进行更多的锻炼，而不考虑自己身体的需要和感觉。

　　有时候，如果感觉直觉性进食的过程进展得不够快，你就会有一种想要再进入一个食物计划的倾向。这就是你的工作所在，

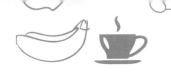

即练习不要对失望做出反应。认识到这种补偿性反射模式是前进的道路、是一个机会，让你以不同的方式处理对你的饮食和身体不舒服的感觉。

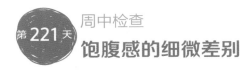

第221天　周中检查
饱腹感的细微差别

到目前为止，你注意到饱腹感的细微差别了吗？你越了解食物在你体内错综复杂的感觉，你就越能在日常生活中调整并满足身体的日常需求。

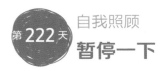

第222天　自我照顾
暂停一下

自我照顾的一个重要部分是具有调节自己感受的能力，因为

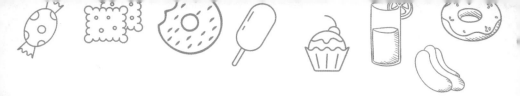

它能帮助你明晰自己需要什么。这就像当你坐在汽车的驾驶座上，通过查看仪表盘来了解自己的车况如何，比如，是否有足够的汽油驶达目的地。

实　践

　　暂停一下，检查自己。此刻的你感觉如何？愉快、不愉快还是平和？根据这个问题的答案，你今天可能需要做些什么来尊重你的自我照顾？

内感意识

第223

身体收紧与放松的对比感觉

　　通过以下的一系列练习，让你在几秒钟内收紧身体的某个部位，然后再放松该部位。进行练习时，请采取放松的坐姿。

- 绷紧脸部，保持几秒钟，然后松弛下来；
- 握紧拳头，然后放松；

- 收紧胸部和手臂，然后放松；

- 收紧腹部，然后放松；

- 夹紧你的臀部，然后放松；

- 收紧双腿，然后放松；

- 绷紧双脚，然后放松。

现在，从头到脚收紧全身，保持大约 5 秒钟。接下来，从头到脚彻底放松全身。

从内到外，把你的意识放在你身体的整体感觉上。你会如何描述它（见第 52 天的"身体感受词汇表"）？

 饮食冥想

第224天 当你吃东西时你在想什么

当我用面前的食物滋养我的身体时，我会慢慢培养我对自己思想的觉知。我有多少次陷入沉思？当我意识到自己陷入沉思时，我会善意地将我的思绪转移到我最喜欢的一种进食感觉上——味觉、视觉、嗅觉、触觉、吞咽或回味。

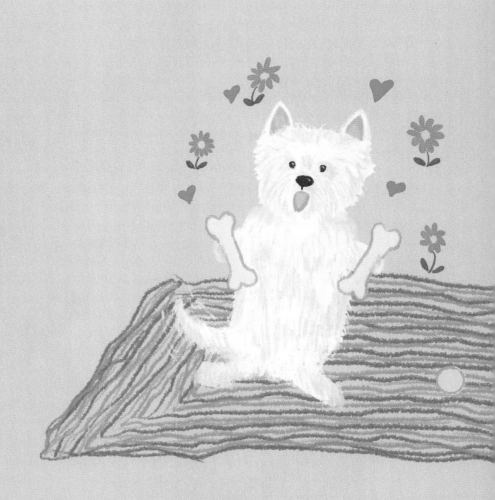

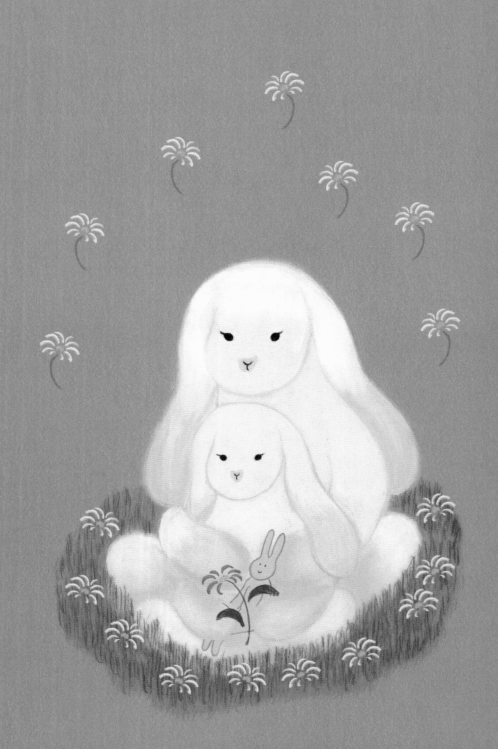

原则 7

善待自己的情绪

第 225 天～第 259 天

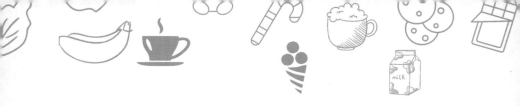

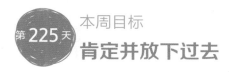

本周目标

肯定并放下过去

我们都会时不时地吃东西来寻求安慰，这是正常饮食的一部分。对许多人来说，在危机或创伤的季节里，通过食物寻求安慰是情感生存的唯一选择。这并不是什么羞耻的事。重要的是要认识到自己，并用善意向自己致敬。因为你利用当下所拥有的资源，找到了一种最好的方式来应对。

此外，请记住，当你加上节食或任何形式的食物限制时，似乎会有一种额外的生物动力在情绪胁迫下进食。

本周： 虽然拥有各种应对工具很重要，但本周的练习是肯定食物在你的情感生活中所扮演的角色，放下任何评判，尤其是羞耻。你会对用食物来自我抚慰和应对情绪的好友或爱人说些什么？

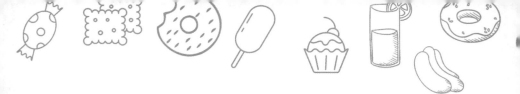

具身化肯定

我的身体需要营养

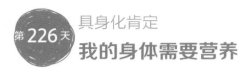

由于节食文化的影响，人们很容易认为自己吃得"太多"，或者认为自己不应该按照自己的饥饿感和饱腹感来吃东西。这可能意味着，你在吃饭或参加活动时比其他人吃得更多。这没什么对错，只有你知道自己的身体需要什么！

实　践

回想一次你真的很饿的时候，你吃了足够的食物而感到滋润和满足。记住那种满足的感觉，以及它是如何影响你的精力、注意力和情绪的。现在强化这种被充分滋养和充满活力的感觉。

利用这种感觉，把手放在自己的胸口上或来个自我拥抱，慢慢地重复三遍"我的身体值得被滋养"。

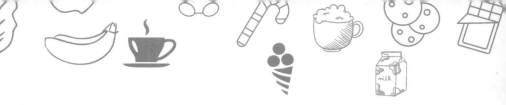

 第227天 直觉性进食箴言

⭐ 相信直觉性进食的过程需要时间。⭐

 周中检查
第228天 放下评判和羞耻感

　　放下评判和羞耻感是迈向治愈的重要一步。这是在承认你已经尽了最大的努力，利用了当下可用的工具。你的经历越复杂，比如过去的创伤、进食障碍、节食、食物不安全，或者它们的任何组合，培养新的和各种各样的工具来应对困难的情绪可能需要越长的时间。没关系，这是治疗的一部分。

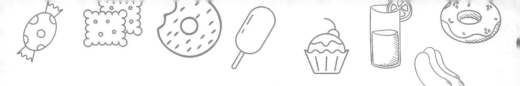

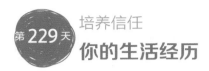

培养信任

第229天 你的生活经历

> 对我来说，经验是最高的权威。有效的试金石是我自己的经验。其他人的想法和我自己的想法都不如我的经验那么权威。我必须一次又一次地回到经验中去，去发现更接近真理的东西……
>
> 摘自卡尔·罗杰斯（Carl Rogers）的
> 《个人形成论》（*On Becoming A Person*）

你的生活经历是培养自己与食物、心灵和身体之间健康关系的宝贵财富。这些比我或其他任何人能提供给你的任何研究或统计数据都更有说服力。注意并反思你身体的经历是你治愈之路的一部分。当确认和知识来自内心时，就会获得最终的自由。思考一下：

- 你的身体在节食计划中因太饿而失去控制的经历，这是你的身体工作和保护你免受饥饿的经历，这也是节食失败的原因；
- 在节食期间因为吃得不够而感到暴躁易怒，这是你的大脑对饮食不足的体验和反应；

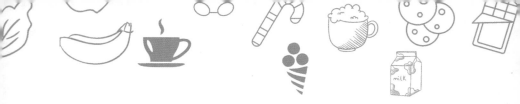

- 当你在一个严格的节食计划中，你的大脑会专注于食物，这是你的大脑试图保持活力，也是一种心理上的觅食生存机制；
- 你的大脑专注于你身体的大小，这是我们周围持续存在的、文化认可的肥胖恐惧症的有害影响之一。

你没错。我们崇尚体重的文化是你习得条件反射的一部分。当你开始注意到你的身体和心灵在持续和无条件的营养下的感受时，它就变成了一种强大的生活体验、你的真理。

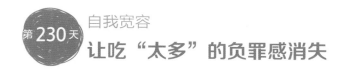

自我宽容
第230天 让吃"太多"的负罪感消失

对不同的人来说，吃得太多意味着不同的东西。通过以下善意的视角探讨这些问题，可以帮助你处理和释放负罪感。

- 有没有可能是你的身体需要这种食物？有时我们会感到很饿。
- 你是否有未满足的需求没有得到解决？也许你需要休息一下或做一些基本的自我照顾？
- 有没有可能距离你上顿饭太久了？在这些情况下，你会变得非

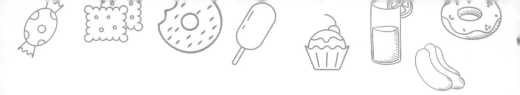

常饥饿，有了这种原始的饥强感，真的很容易绕过舒适的饱腹感。

- 你是与自己的身体和进食的体验联结在一起，还是与你的身体脱节了？也许你认为暴饮暴食是"错误的"或"不好的"，为了绕过负罪感或羞耻感，你脱离了进食的体验。

- 你能从这段经历中学到什么？从你的经历中学到东西有助于你放手。

- 如果你的好朋友也有类似的遭遇，你会对他说些什么？

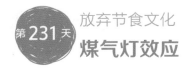

放弃节食文化

第231天 煤气灯效应

节食文化及其所有相关产品和服务是唯一一个将糟糕或暂时的结果归咎于消费者的行业！可悲的是，消费者认为他们自己确实有错——他们不够努力，坚持的时间不够长。这种令人费解的指责受害者的行为被称为"煤气灯效应"，以电影《煤气灯》（Gaslight）命名。这部由英格丽·褒曼（Ingrid Bergman）主演的

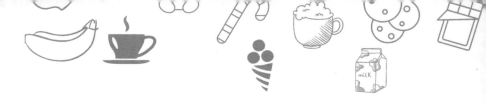

经典惊悚片，讲述的是一个丈夫如何操纵和欺骗妻子，让她以为自己疯了的故事。节食文化也是如此。你并不缺乏意志力、自律或力量。节食文化才是问题所在，而不是你。

本周目标
我的感觉和我的需要是什么

自我联结的一个重要部分，是了解你的情绪在身体和心理上的感受。如果你一直有回避或否认自己情绪的习惯，那么这就需要你持续不断地练习"检查"。

本周：保持好奇心，不要妄加评判，注意你自己身体的哪些部位会体验到不同的情绪（一开始可以选择更容易识别强烈的情绪）。这种情绪的性质是什么？愉快、不愉快还是平和？

如果你发现自己在不舒服的时候会求助于食物，试着问自己："我现在的感觉是什么？我现在需要哪些与这种感觉有关的东西？"不要指望马上得到答案，这是一个需要好奇心和耐心的过程。

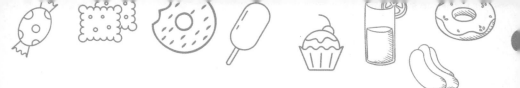

 欣赏身体

第233天 放弃改变你身体的恼人计划

你的身体比你最好的智慧更有理性。

尼采（Nietzsche）

与节食文化传播的根深蒂固的观念相反，体型不是一种选择！你的体重是由一系列超出你意识控制的复杂的强大因素调节的，这些因素包括遗传、生物学、肠道微生物群、社会决定因素，等等。

有大量的科学证据表明，通过节食来减肥对绝大多数人来说是不可持续的——95%以上的节食都失败了！此外，限制饮食会增加饮食失调、体重耻辱、体重循环、抑郁、对身体不满和焦虑的风险，从而危害健康。

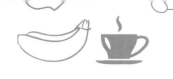

爱的界限

第234天 不要为设定界限而感到内疚

如果你不习惯让别人知道什么是可以的、什么是不可以的，那么设定界限一开始会让你感到不安。如果你倾向于讨好别人，有时你可能会感到内疚。但是当你试图让你生活中的每个人都快乐而牺牲你的需求时，这对你来说真的是不健康的！请记住，当你选择设定界限时，你就是在选择：

- 真诚的沟通而不是沉默，这可以防止怨恨的滋长；
- 保护你至关重要的有限能量，防止倦怠和同情心疲劳；
- 自尊，教会别人如何对待你；
- 以健康的沟通为榜样。

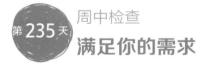

周中检查

第235天 满足你的需求

简单地问一问"我现在需要什么"本身就是一种治疗。这是

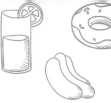

一种温和的承认和提醒：你有自己的需求。如果你习惯于把别人的需求放在自己的需求之前，这个问题可能会让你感到畏惧。为他人和事业服务并没有错，问题在于，当你这样做的时候，却牺牲了对自己的照顾。

 第236天 **直觉性进食箴言**

> ★ 我身体的体型和胖瘦并不能反映我的价值。 ★

 第237天 内感意识
停止胡思乱想

倾听你身体的感觉有助于你满足情感和身体需求，但还有一个非常重要的次要好处，它能让胡思乱想停下来。胡思乱想是一

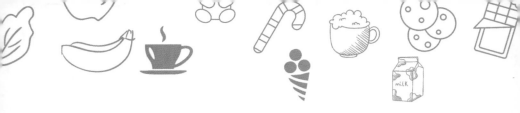

种由引发焦虑的思考和没完没了的消极思维叙事构成的闭环模式，这种思维方式只会给你带来无休止的担忧。

把你的意识放在身体感觉上，让你的头脑有一个焦点：此时此刻，这同时抑制了胡思乱想。

实 践

> 下次当你发现自己沉浸在一个故事情节或胡思乱想时，请把你的注意力放在你心跳的感觉或你身体呼吸的感觉上（选择那一刻最容易接受的感觉）。注意，当你的注意力集中时，那些不间断的胡思乱想就会随之消退。

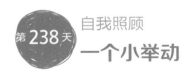

自我照顾

一个小举动

今天你能做的一个自我照顾或自我友善的小举动是什么？自我照顾是我们健康的重要组成部分，但我们大多数人都没有接受

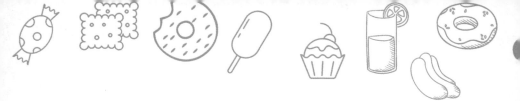

过重视它的教育。它真的是一种实践。以下几点对你有吸引力的有哪些?

- 打个盹儿;

- 绕着街区散步;

- 给自己一个小小的过渡休息时间,比如放学、下班或开完会,先坐在车里、汽车站或火车站 5 分钟,然后再进家门。也许只是闭上眼睛,什么都不做;

- 关掉手机 30 分钟;

- 伸展或做 5 分钟瑜伽;

- 看日落;

- 写日记或涂鸦 5 分钟。

本周目标
识别令人满意的分散注意力

有时候,你需要从你的情绪中解脱出来,尤其是那些看起来没完没了的情绪,比如担心自己是否会被雇用或是否换家单位。

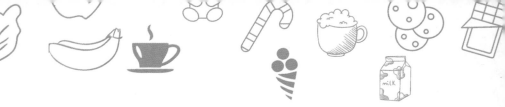

重要的是，不仅要识别自己的情绪，从而了解自己的感受以满足你的需求，而且当你需要从你的情绪中休息一下时，也要找到令人满意的分散注意力的方法。注意，这与长期回避情绪不同，后者可能会有问题。

本周：考虑一下什么能让你分散注意力——那些既能吸引你的注意力又不会让你在参与其中后感觉更糟的事情。例如，强迫性购物可能是诱人和令人兴奋的，但可能会让你的财务状况受到损害，从长远来看，这会让你感觉很糟糕。一个积极的、令人满意的分散注意力的方法可能是在社交媒体上训练小狗的视频、计划一次度假、阅读一本吸引人的书，或者参与一个有创意的项目。

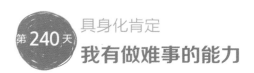

具身化肯定
我有做难事的能力

饮食和饮食计划循环会削弱自信心，而这种肯定将有助于提醒你认识到自己的能力。

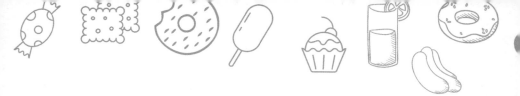

回忆一下，你曾面对一个具有挑战性的情况并克服它的经历。也许是当你还是个孩子的时候，也许是青少年的时候，也许是最近发生的事，也许是在完成某件事，比如学业、一个项目、治疗或某种康复。它不一定是一件大事，重要的是，它对你来说意义重大，并赋予你力量。与克服困难的感觉联系起来，或许是一种自豪感或决绝感。现在，细心体会这种感觉。

利用这种感觉，把手放在自己的胸口上或来个自我拥抱，慢慢地重复三遍"我有做难事的能力"。

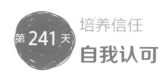

第241天 培养信任

自我认可

你有多长时间会依赖别人的认可？寻求他人的外部认可会掩盖自我信任。自信就像你内心的太阳。每当你把目光投向别人而不是自己时，自信就会被遮蔽。久而久之，就会导致优柔寡断、

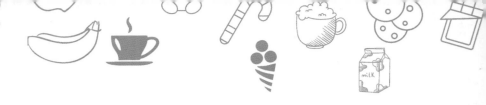

自我怀疑和对失败的恐惧。要知道，唤醒自我信任的能力就在你的内心深处。这就像暴风雨天，我们知道太阳一直是存在的，即使它被乌云遮住了。

- 从自己内心寻求智慧、认同和真理会是什么样子呢？
- 我的感受是什么？
- 我今天需要什么？
- 此刻对我来说什么才是合适的？

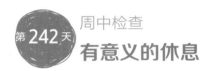

周中检查

有意义的休息

当你尝试用不同的方法让自己从不舒服的感觉中解脱出来时，你就会了解哪些方法有效、哪些方法无效。这只能来自经验，它能培养你的自知之明。这就像试穿鞋子一样。鞋子看起来很棒，但只有你穿着它们走动时，才知道自己的脚舒服不舒服。它们的款式也许不错，但是你穿不了。这没关系。

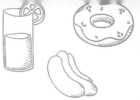

第243天 自我宽容

自我宽容的涟漪效应

自我宽容不是放纵或自私。恰恰相反,自我宽容的一个令人愉快的好处是,当你对自己培养更多的同情心时,你在这个过程中也会对他人产生更多的同情心!

第244天 **直觉性进食箴言**

> 我尊重我身体信号的内在定位。

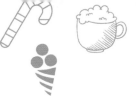

 放弃节食文化

第245天 在家为身体创造一个安全的空间

如果你的家真的是你的避难所——对你和所有进入它的人来说——一个没有身体诋毁的安全地带，那不是很好吗？首先要承认，所有的身体都是有尊严的，也都是值得尊重的。考虑到这一点，你可以让人们知道你的家是一个没有节食文化的空间，在这里所有的身体都是神圣的。因此，所有进入的人都被要求遵守以下规定：

- 不要评论（这包括赞美和批评）任何人的身体，包括你自己的；
- 不要称重或测量你的身体（除非有医疗需要）；
- 如果客人主动谈论身体，你要有礼貌地请他们尊重你的身体禁区。

我们不可能在一夜之间改变文化，但我们可以在家里为所有进入的身体创造一个安全的休息场所。

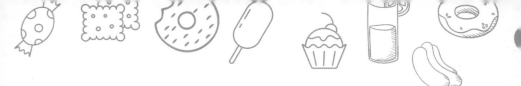

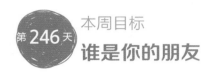

本周目标

谁是你的朋友

当你需要情感上的支持时，谁是你的知己？或者当你感到痛苦时，谁是你的倾诉对象？你可能在社交媒体上有很多朋友，但在遇到困难的情绪时，谁又是你可以信任的人？

本周：盘点一下你的人际关系。在你的核心圈子里，你是否有可以敞开心扉的人？你是否可以把你的深层情感托付给他们？如果答案是否定的，你该怎么做来培养这种亲密关系呢？因为这种亲密关系不是一蹴而就的。

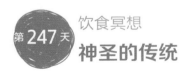

饮食冥想

神圣的传统

愿我通过食物来纪念生命中的神圣庆典和里程碑事件。

愿我欣赏和喜欢我所处的饮食文化和传统美食。

愿我尊重食物带来的联系。

愿我能享受味觉的愉悦。

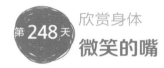
第248天

欣赏身体

微笑的嘴

感谢我的嘴，它让我微笑，让我与所爱的亲人、朋友和陌生人交流。我的微笑让我用一个恰当的笑话或诙谐的话语来分享快乐。我的微笑提供无言的安慰：一切都会好起来的。我的微笑传达出一种圆满完成工作的满足感。我的微笑表达了肯定的欢迎：很高兴见到你；或者过来，坐在我旁边。

你对你的微笑的哪一点更喜欢？

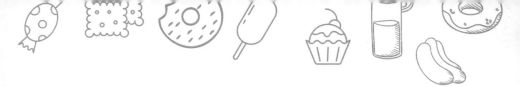

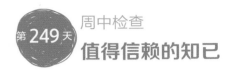

第249天 周中检查
值得信赖的知已

你在确定可信赖的知己方面做得怎么样？有没有可能在你的生活中有一些安全的人，但你不愿意对他敞开心扉？如果是这样的话，你需要什么才能让你在与他人的交流中感到安全呢？

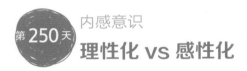

第250天 内感意识
理性化 vs 感性化

人们很容易陷入生活在自己的幻想中，比如按照食物计划的硬性规定进食，而不是顺应个人的胃口和满足感。情绪也会出现这种情况。无论是在身体上还是在心理上，人们都可能倾向于理智化，而不是去感受情绪。理智化只关注事情的逻辑和事实，从而屏蔽了感受情绪的体验。这是一种常见的防御机制，通常从以下几个阶段开始。

- 使用诸如"我认为……"之类的思维描述，而不是"我觉得……"。
- 使用你认为自己应该有的感受的描述，这可以绕过你的实际情绪，比如"我应该心存感激……"，而实际上你感到失望。
- 使用"我被摊得太开了"这样的隐喻来描述情况，而不是描述你的感受，比如不堪重负。

解决的办法就是保持好奇心并注意观察。我对自己身体的感觉是什么？我的情绪是怎样的？

第251天 直觉性进食箴言

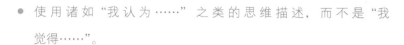

当我的饱腹感因为压力、疾病或其他情况而消失时，作为自我照顾的营养会支持我的直觉性进食。

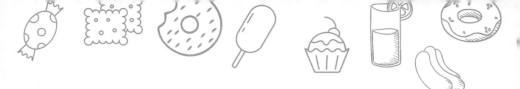

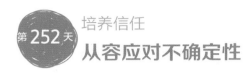

第252天 培养信任

从容应对不确定性

矛盾的是，不确定性反而是生活中最确定的方面之一，因为没有人确切知道未来会发生什么。人类并不能很好地处理这个概念，尽管我们大多数人在理智上都理解不确定性的道理。因此，当节食文化带着减肥的承诺突然出现时，它是在晃着诱人（但不真实）的"确定性"胡萝卜。

拥抱不确定性，即内心深知无论发生什么我都能应对，这有助于培养信任。如果你对自己说"没有什么是我处理不了的""无论发生什么，我都能搞定"，这会是一种怎样的感觉？

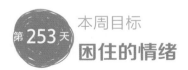

第253天 本周目标

困住的情绪

当体验一种不愉快的情绪时，通常会对时间产生扭曲的感觉，一种感觉似乎是凝固的、永恒的。虽然我们可能在理智上知道没

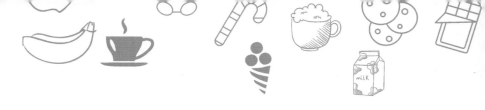

有一种情绪是永恒的，但在那一刻的感觉确实如此！

根据受过哈佛大学训练的神经解剖学家吉尔·博尔特·泰勒（Jill Bolte Taylor）博士的研究，从生理学上讲，一种情绪的最长持续时间是 90 秒，这听起来是不是很荒谬？请记住，你给自己讲的关于情绪的故事会让这种感觉在你的身体里一直活跃。

本周：当你感受到不舒服的情绪时，练习这个技巧，识别你的情绪。只是观察——察觉你身体的哪个部位有这种感觉，以及它会持续多久。这里有个棘手的部分，即注意到不舒服情绪的同时，不要陷入故事或叙述中，即企图知道自己是如何或为什么会有这种情绪。当你意识到自己迷失在自己的想法或故事中时，将你的意识转移回你的身体——你正在体验这种情绪的地方。注意你的情绪强度何时发生变化。

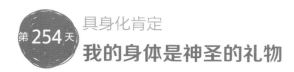

具身化肯定

第254天
我的身体是神圣的礼物

我们生活在一种批评、羞辱和诋毁我们身体的文化中，而对

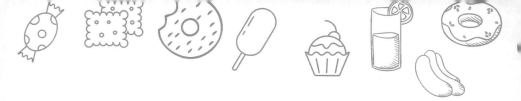

自己真正的生命奇迹却视而不见。承认自己真正的生命奇迹，则会提醒你拥有身体的神圣性。

实　践

回忆一下，你曾对自己的身体充满敬畏的时刻。也许是从伤病中康复，也许在一年内长高几厘米，也许生下一个孩子。与敬畏或神圣的感觉联系起来。现在，细心体会这种感觉。

把手放在自己的胸口上或来个自我拥抱，慢慢地重复三遍"我的身体是神圣的礼物"。

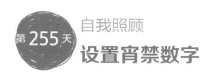

自我照顾

第255天

设置宵禁数字

我们大多数人都会使用电子设备直到就寝。问题是，这些电子设备刺激并扰乱了我们睡眠激素——褪黑激素的自然释放。这会让我们更难入睡和保持睡眠状态。

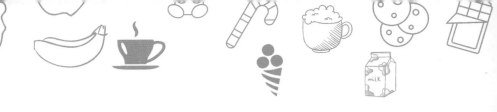

美国国家睡眠基金会（the National Sleep Foundation）建议，给电子设备的使用设限——最好是在睡前两小时左右停止使用。越早越好，但真正重要的是制定一个切实可行的宵禁数字，即使仅仅是你在睡觉前 30 分钟关闭所有电子设备。

为了养成习惯，试着设置一个闹钟来提醒你关掉电子设备。注意这种感觉，尝试通过阅读纸质书或写日记来放松自己。

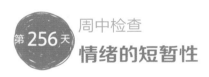

周中检查

情绪的短暂性

与你的身体联结来帮助识别你的情绪是一个很有价值的练习。你可以在任何时候这样做，因为无论你在哪里你都可以获得感知。你经历过的持续时间最长的情绪是什么？提醒自己"这种情绪会过去，它的强度也会弱下去"对我们来说是有帮助的。

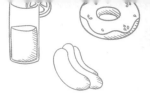

 情绪与渴望

第257天
让情绪转换成愉快的行为

有时我们需要快速提神，好让我们的情绪更轻松。我还想明确一点，这不是要回避我们的感受。体验情绪对我们的心理健康很重要。但有时我们需要一点转换，这也没什么。试试以下这些令人愉快的行为，看看它们是否会让你的精神变得轻松。

- 随便做一件善事，比如为陌生人开门或给某人买杯咖啡；

- 给朋友或家人发一条感谢信息；

- 做三次放松的呼吸；

- 和小狗或小猫玩耍；

- 看一场网络喜剧表演；

- 看一部励志或鼓舞人心的电影；

- 出去呼吸新鲜空气；

- 其他_____。

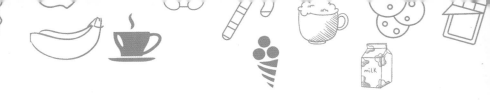

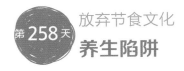

放弃节食文化

第258天

养生陷阱

想通过选择吃什么来进行自我养生无可厚非。然而，健康产业及其社交媒体上的影响者将"健康饮食"作为另一种形式的节食文化来兜售，从不安全感中获利，并承诺通过补充剂和严格的饮食方式来保持健康。问题在于，追求所谓的"健康饮食"，往往是以牺牲心理健康和社交健康为代价的。

当一个人沉迷于健康饮食时，就被称为健康食品强迫症，即他会极度追求完全"干净"或"健康"的食品。这种有大量的饮食规则的刻板饮食方式是自相矛盾的、不健康的。虽然健康食品强迫症尚未被正式认定为医学诊断，但许多健康专家将其归类为饮食失调的一种形式。可悲的是，研究表明，Instagram 上健康饮食社区中有很大一部分人有健康食品强迫症的症状。

除非你对食物（比如花生）过敏，或患有疾病（比如乳糜泻），否则饮食规则通常弊大于利。这也适用于养生陷阱。刻板地追求所谓健康行为会占用你大量的时间、精力、金钱和脑力，最终分散了你对厨房以外生活的充分投入。

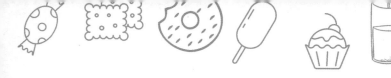

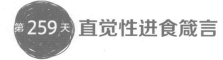

第259天 直觉性进食箴言

> 我正在努力用不加评判的意识观察我的想法、感受和身体感觉。

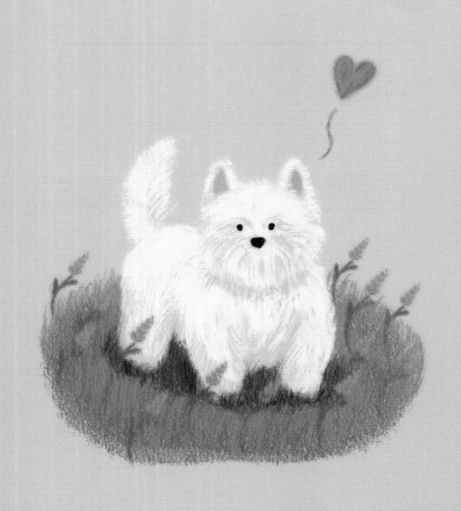

原则 8

尊重你的身体

第 260 天～第 294 天

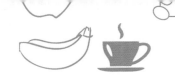

 本周目标

第260天 无须强迫爱自己的身体

你不必为了尊重自己的身体而去爱它。对身体的尊重是由内而外的，与你的外表无关。这是一种无条件地积极尊重人性的态度，仅此而已。活得有尊严和受人尊重是你与生俱来的权利。

你可能仍在为爱惜自己的身体而挣扎，这没关系。很多人一辈子都在内化社会和家庭对身体"应该"是什么样子的观念。对自己宽容一些是很重要的，要有耐心地治愈你和你身体之间的关系。与此同时，你仍然可以练习尊重身体的行为。

本周：从以下列表中，每天选择一项活动进行练习。

我会通过以下方式尊重自己的身体：

- 对自己和善地说话；

- 允许自己打个盹儿或休息一下；

- 允许自己离开关于节食或身体应该是什么样子的有害谈话；

- 保证充足的睡眠（每晚 7~9 小时）；

- 穿舒适的鞋子；

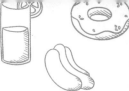

- 洗个舒舒服服的澡；

- 不要推迟我的生活，直到我的身体改变了样子；

- 和朋友一起外出。

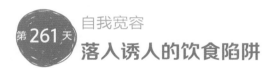

自我宽容

落入诱人的饮食陷阱

即使你正在努力培养自己与食物、心灵和身体的健康关系，陷入饮食陷阱对你来说也是很常见的。不要因为自己还没达到"完美的"直觉性进食者而生气，这段时间恰好是一个练习自我宽容的好时机。可以从以下几个方面进行一下思考。

- 节食文化既凶猛又阴险，落入诱人的饮食陷阱的并非只有你一个人；

- 不存在完美的直觉性进食者；

- 也许你能从这次小小的失误中得到一个生活经验，让你真正懂得一劳永逸的节食是行不通的，不管节食文化或它的影响者如何包装它；

- 你从这次经历中学到了怎样宝贵的一课?

从自我宽容和学习的角度来看待一段经历，可以帮助你放下。这种视角能让你的错误转化为智慧。

内感意识

像一棵巨型红杉树深深地根植于大地

脚踏实地可以帮助你在当下保持自我联结，这是内感意识和直觉性进食的必要组成部分。当一阵狂风吹过一片巨大的红杉树林时，它们的叶子和树枝可能会摇晃，但它们的根却牢牢地扎在土壤里。所以，无论你的风暴状态是被情绪淹没，还是遭遇意外事件，抑或收到令人失望的消息，要知道这都是暂时的，这一切都会过去的。只要深深地根植大地，你就能挺过被情绪压倒的感觉。请记住，情绪没有好坏之分，那都是调整身体、满足需求的宝贵机会。

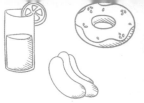

第**263**天 周中检查
尊重身体的行为

你的身体尊重行为进展如何？你要对自己说话的方式和照顾自己的方式负责。你有没有发现更多尊重自己身体的方法？

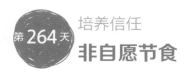

第**264**天 培养信任
非自愿节食

"非自愿节食"是持证临床社工兼教育硕士索娜丽·拉沙特瓦尔（Sonalee Rashatwar）创造的一个绝妙术语。从本质上讲，非自愿节食是指父母为了减轻孩子的体重，给孩子实施的食物限制计划。孩子既没有能力也不理解或同意食物限制和规则。请注意，这并不是要羞辱善意的父母，而是关于由此产生的影响和问题。

童年时期未经本人同意的节食会产生长远影响，因为它严重破坏了儿童基本的自主性。

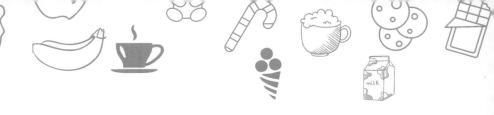

它向孩子传递了一个有害的信息，即在食物方面他们不能被信任，他们的身体天生就有问题。

当孩子们无法获得足够的食物时，非常自然的饥饿感就会变得可怕和令人困惑。当有食物时，他们可能会吃到不舒服的饱腹感，或者他们可能会完全失去辨别饥饿感和饱腹感的能力。在这种情况下，孩子们把食物藏起来或偷偷摸摸地吃并不少见，尤其是那些被父母或监护人禁止他们吃的食物。

如果这就是你的成长经历，被治愈是可能的，但可能需要更长的时间，因为自我怀疑的种子在很小的时候就被种下了。

 欣赏身体

第265天 与你的身体和平相处，治愈不会发生在镜子里

如果你习惯于用你的外表和身材来衡量你的自我价值，那么你将无法获得永久性快乐，因为外表和身材会改变。你的内在价值来自你的内心，这就是为什么治愈不会发生在镜子里。它关乎

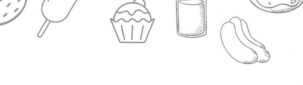

改变你的视角，摒弃形象至上的文化制约。疗愈发生在心灵深处。

第266天

具身化肯定

我有能力对自己宽容

我们可以通过自我宽容的练习来根除节食文化中内化的不原谅和评判的心态，这对于治愈自己与食物、心灵和身体的关系至关重要。如果你有能力将同情心延伸到他人身上，那么你也能将同情心延伸到自己身上。这只是一个向内转移方向的问题。

实 践

回忆一下，你曾对他人表示过同情的情景。也许是对你的孩子、朋友、至亲或同事。如果可以，请记住你说过的话。当这种情况在你的脑海中浮现时，请与"宽容地知道该怎么做"的感觉联系起来。现在，细心体会这种感觉。然后，把手放在自己的胸口上或来个自我拥抱，慢慢地重复三遍"我有能力对自己宽容"。

 第 **267** 天 本周目标
取消关注羞辱身体的媒体

　　是时候抛弃那些不尊重身体任何体型的媒体了。身体有各种各样的形状、大小和重量。但在浏览杂志封面或观看电影和电视节目中的主角时，这一点可能并不那么明显。

　　本周：首先，注意任何引发身体羞耻感、身体比较或对自己身体缺乏安全感的媒体，这包括电视、报纸、杂志、播客和书籍。希望你已经在第 15 天整理好了你的社交媒体内容，退订了那些批评或八卦人的身材、展示人体前后对比图的自媒体个人或机构账号。别人的身材并不能反映出你应该是什么样子、不应该是什么样子，因为你的身体是独一无二的、是值得庆祝的！

第 **268** 天 # 直觉性进食箴言

> 我正在重拾进食的乐趣。

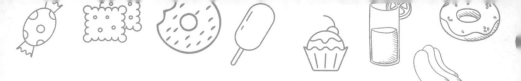

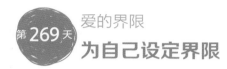爱的界限
为自己设定界限

为自己设定界限是一种自我照顾和自我尊重。从以下界限中，看看哪些能与你产生共鸣。

- 我尊重自己的饥饿感，即使周围的人都不想吃东西；

- 我会花时间去感受和处理我的情绪，而不是最小化或绕过它们；

- 我尊重自己的需求，不做任何解释或道歉；

- 我会给自己留出时间，比如休息一下、打个盹儿或者休息一天不参加任何社交活动；

- 我把精神修炼放在首位；

- 我会尽可能地减少和那些让我精疲力竭的人在一起的时间；

- 我不会参与有害话题，包括节食文化或八卦；

- 在可能和需要的情况下，我会不受干扰地吃东西；

- 履行我的财务承诺，包括建立或维持一个紧急储蓄基金，或者拒绝与朋友外出就餐的邀请。

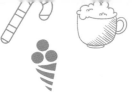

 放弃节食文化

为你的损失而悲伤

为了让生活更加充实，摆脱节食文化的毒害，为失去从未实现的东西而悲伤是一种治愈的方式，也是健康的；为所有错过的机会和花在追求减轻身体的徒劳和不愉快上的时间而感到后悔也是很正常的。

精神科医生伊丽莎白·库伯勒-罗斯（Elisabeth Kübler-Ross）在其开创性著作《论死亡和濒临死亡》（*On Death and Dying*）中确定并描述了悲伤的五个经典阶段。虽然这些阶段起源于她的著作，但它们通常可以应用于任何损失。以下是悲伤的几个阶段，以及它们如何适用于节食文化。

- 否认：不相信节食不起作用，或者认为"不是我，我会是个例外"。
- 愤怒：对节食不起作用感到愤怒。对我们的文化让恐胖症长期存在感到愤怒。
- 讨价还价：如果我再节食一次呢？如果我先减肥，然后再成为直觉性进食者呢？

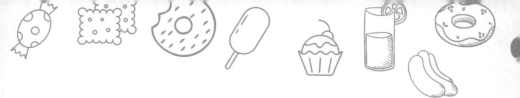

- 抑郁：由于时间的浪费、金钱的损失、生活的分心以及在节食文化中消耗的情感能量而产生的悲伤。后悔节食文化的行为影响了你的人际关系质量。对节食不再是一种可行的应对机制或幻想而感到失望。

- 接受：认识到自己通过节食、生活方式的改变、健康计划的实施从长远来看真的不会瘦身，我们身体的多样性是存在的。也要接受追求节食会带来伤害。接受你作为一个人的价值与你的身材无关。

悲伤的过程并没有一个规定的或按时间排列的时间表。这只是提供了一个框架，描述了损失一般会经历的阶段。你甚至会发现自己同时处于几个阶段。今天你处于悲伤的哪个阶段？

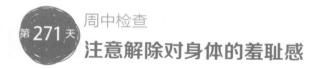

第271天　周中检查

注意解除对身体的羞耻感

你是如何摆脱媒体对身体的羞辱的？这种现象如此普遍，你是否会感到惊讶？你是否有难以取消关注的账号？这种情况并不罕见，因为你可能已经与特定的媒体或有影响力的人建立了社交

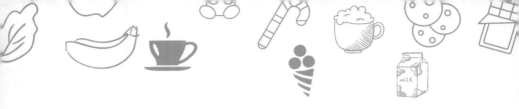

联系。也许这个账号、节目或人的某些品质你真的喜欢。如果他们是百分百的混蛋，那就更容易放手了。当你离开这些媒体时，你是否注意到自己内化的身体羞耻感对话框有所缓解或有所转变？

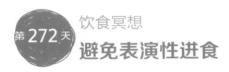

饮食冥想

第272天 避免表演性进食

愿我能保持平衡，忠实于我身体独特的营养需求。我将不参与表演性进食，在这种进食中我吃东西只是为了满足他人的期望和认可。我要记住，只有我自己知道：我真正的饥饿和真正满足我个人口味和胃口的东西。愿我在进食时不评判他人和自己。

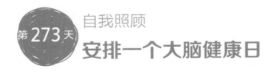

自我照顾

第273天 安排一个大脑健康日

让你的大脑从你的待办事项清单上"应该做的事项"中解脱

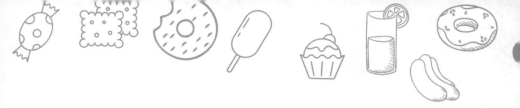

出来是很重要的。也许你有过"什么都没做"的日子，从你的清单上划掉一些事情的压力仍然笼罩在你的头上。在行为上，你没有完成任务；精神上，也没有休息或放松。这就是你什么都不做之后会感到筋疲力尽的原因。你的精神能量在与"我应该"的斗争中消耗殆尽，内心的拉锯战让人筋疲力尽。

内心的平和与力量来自真正给自己许可，告诉自己"我允许自己彻底休息一下"，不抱任何期望，也没有任何隐藏的目的。

如果有一天什么事都没有安排，你会有什么感觉？

- 也许你会睡个懒觉；
- 也许你会早起，抓住放松的一天；
- 也许你会打个盹儿；
- 也许你会自发地打电话给朋友，一起喝杯咖啡、聊聊天；
- 也许你会轻松地散步。

这一天完全由你支配！如果你是一位孩子尚小的父母、打工人、学生，或者是为了生存打多份工的人，一整天都属于自己不太现实。有什么可行的替代方案吗？

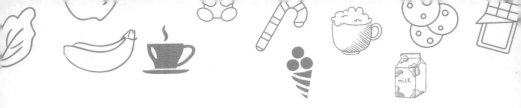

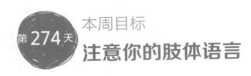

本周目标

注意你的肢体语言

你的身体是你余生的家，它是你的价值观、性格优势、意识等的守护者。生活在一个充满敌意和厌恶的家庭里会让你很难融入和自我联结。

对身体的尊重包括关注自己的想法以及如何对自己说话，这在培养自尊方面起着重要的作用。

本周：注意你对自己身体的自我评价。这种内心对话的频率是多少？批评或诋毁的频率是多少？即使这个想法是正确的，深陷其中是否能帮助你朝着与身体建立更好关系的方向前进呢？

试着用善意的自我对话来取代消极的自我对话，比如：

- 我不仅仅是一具身体。

- 所有的身体都是有尊严的和值得尊重的，包括我自己的身体。

- 我的身体不能定义我是谁，也不能定义我的价值。

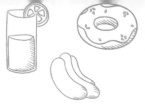

 内感意识

第275天
感知当下的察觉与叙述

感知当下的活动能帮助你与当下时刻保持联结。这些活动通常涉及感知你的感官，因为你只能在此时此地感知这些感官。同样地，你只能在当下时刻获得内感意识。练习感官意识是一种很好的练习方式，可以帮助你准备好获得内感意识。

实　践

你可以随时随地进行这种练习。默默地叙述你在当前环境中看到、听到或闻到的东西。这样做时，不要试图表现得聪明或独特。这个过程可能是这样的：我听到远处的警笛声，我看到一棵大树，我闻到烹饪意大利面的味道。

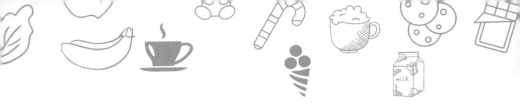

 第276天 培养信任
最神圣的关系是与自己的关系

自信是你与自己最神圣的关系的一个组成部分。相信自己是与他人建立真实联结的通道。为了与他人建立联结，你需要能够与自己建立联结，这需要倾听和自信。但节食文化会慢慢侵蚀和破坏这种信任。

要知道，无论你陷入节食文化多久，都有可能被治愈。疗愈需要时间，这没关系。你的情况是可以被治愈的。你可以回到你自己、你的身体、你的欲望和你的需求身边。除了你自己，没有人知道这些是什么。是时候照顾和善待你的身体了。任何时候都为时不晚。

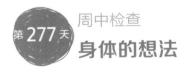 第277天 周中检查
身体的想法

意识到消极的身体对话可能会让人望而生畏，而且它可能比

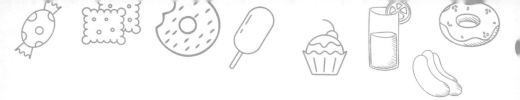

你意识到的还要常出现。如果你醒着的时候，有一半时间都在对自己的身体产生消极的想法，那就会大量地抨击自己的身体。这就是为什么在一开始，重塑积极的身体想法似乎产生不了什么影响。首先要提高认识，然后是用善意的自我对话来重塑的实践。

第278天 直觉性进食箴言

> ★ 按照自己的节奏走就行，直觉性进食不是一场比赛。 ★

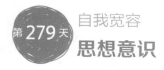

第279天 自我宽容
思想意识

你有多少次直到事后才完全意识到自己的想法或行为？像你

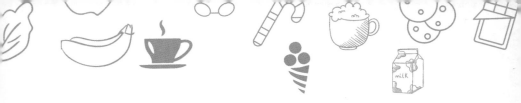

这样的人有很多。想想看，大多数人在醒着的时候，将近一半的时间都在走神，与当下脱节。

只有提高认识，才能产生有意义的改变。在学习过程中，这通常意味着你需要注意那些你不喜欢或不愿意经历的想法或行为。意识到当下出现的破坏性或不愉快的想法和行为是一种进步，即使当时感觉不到。自我宽容会帮助你更快地意识到这一点，因为通过善解人意的视角来审视自己想法和行为会更容易。

 具身化肯定

280天 我无条件地对自己予以积极关注

无条件地、积极地自我尊重意味着无条件地接受你本来的个性，培养这种内在的接纳可以与你内在的资源和智慧相联结。值得注意的是，这与节食文化的作用正好相反，节食文化会让你把重点放在外在的规则和标准上。

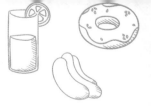

实 践

回想一下，当你对作为人本身产生过敬畏或热爱是什么时候。也许是在一次修行的时候、也许是在你很小的时候，当你看到生命中重要的人的爱，正通过他们的眼睛传递到你的身上，你有了这种感悟。当这种情况在你的脑海中清晰呈现时，把你的意识放在这一感觉上。

利用这种感觉，把手放在自己的胸口上或来个自我拥抱，慢慢地重复三遍"我无条件地对自己予以积极关注"。

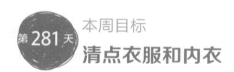

第281天 本周目标

清点衣服和内衣

如果穿的衣服不适合你现在的身体，可能会让你很恼火，也会引发你的不适。穿衣服最关键的是穿得"舒适"。当然，你可以挤进一条牛仔裤，但如果每次你坐着或走路时牛仔裤都会夹到你，那你就会真的不舒服。打开你的衣柜，真的不知道该穿什么，因为似乎没有哪件是合适的，这是一天开始的艰难方式。

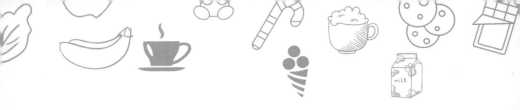

本周：盘点一下你的衣服，包括内衣。评估一下你的衣橱和梳妆台抽屉，看看你的衣服穿在身上是否很舒服，衣服中也包括你不再喜欢或不再穿的款式。把穿在身上感觉不舒服的衣服打包。你不需要把它们送给别人，除非你已经准备好了。把这些衣服放在床底下、车库里或其他偏僻的地方。

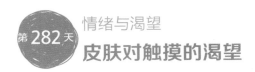

情绪与渴望

皮肤对触摸的渴望

在新型冠状病毒肺炎大流行期间，世界各地的独居者因失去触摸而集体感到皮肤饥渴。我们天生就需要触摸；没有触摸我们就会枯萎。

触摸的力量让我们感到更平静、更快乐、更安全。有趣的研究表明，触摸能带来一系列健康益处，包括：

- 刺激迷走神经，使神经系统平静下来，让我们感到安全；
- 降低血压和心率；
- 降低一种应激激素——皮质醇；

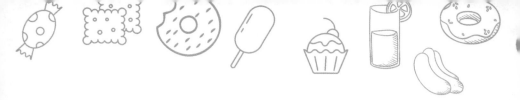

● 释放催产素，这是一种帮助我们感到联系的结合激素。

　　幸运的是，我们可以从自我触摸中获得这些好处，比如在皮肤上涂抹乳液、洗头和自我按摩甚至拉伸也能触发传递这些健康益处的皮肤受体。

　　如果你发现自己对食物有一种无法抑制的渴望，而吃东西却无法满足，那可能是因为潜在的需求是皮肤饥饿。但请记住，用食物来自我抚慰并不可耻。

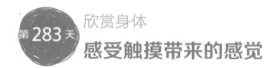

欣赏身体
第283天 感受触摸带来的感觉

　　想想你的日常活动中涉及的触觉，比如淋浴时享受水轻抚你头皮的感觉、洗碗时感受泡沫软洗涤液在你手上留下痒痒的感觉、抚摸一只毛茸茸的狗或者梳头发的感觉。如果你没有身体，你将无法感知这些感觉。你欣赏触觉的哪些方面呢?

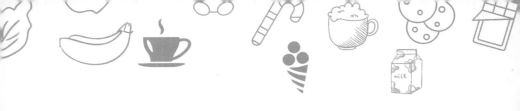

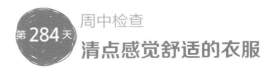

周中检查

清点感觉舒适的衣服

你的衣服库存进展如何？也许你发现自己在拖延时间。没关系。衣服和生活中大大小小的许多事件都有联系。因此，它可以触及很多情感回忆。但请记住，你有权穿着让你此时此地感到舒适的衣服和内衣。所以，当你感觉准备好了时，请轻轻地回到你的服装库存的重要性上来。

如果你成功地把你的大部分衣服都甩掉了，剩下的衣服里有哪些是真正让你感觉良好的？是否够你穿一周的？

如果你现在的衣服穿在身上感觉很舒服，这也是一个了不起的发现。你有没有把不再穿的衣服打包起来？

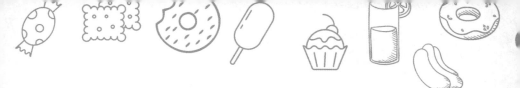

 第285天 **直觉性进食箴言**

> 放下对完美的追求，帮助我与直觉性进食的过程建立联系。

 第286天 内感意识
写下你的名字、年龄和能力

有时你很容易被触发，回到你年轻、脆弱、无助的时候。你需要有安全感才能活在当下，获得内感意识。这种感受当下接地气的活动将有助于提醒你自己的作用。为了帮助你立足于当下，试着对自己说，或者在手机、平板电脑、电脑上写字或打字。

我叫＿＿＿＿＿＿＿＿＿

我是一名成年人，今年＿＿＿＿＿＿岁

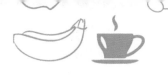

我能照顾好我的需要和我自己。如果我选择，那我会 ＿＿＿＿＿＿＿＿＿＿＿（从以下适用于你的任何选项中选择）：

- 开车离开这里；
- 使用打车软件离开这里；
- 一走了之；
- 自己买吃的；
- 离开这座城市；
- 选择我的朋友和人际关系；
- 寻找并利用资源来解决我的问题。

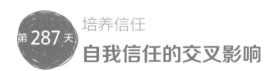

培养信任

第287天 自我信任的交叉影响

学会信任自己的身体会启动一个迷人的、充满力量的过程：你开始在生活的其他方面信任自己了。一开始，你只能看到一点点曙光。最终，你的整个自我信任都会上线并被激活，而不是支离破碎和被抛弃。

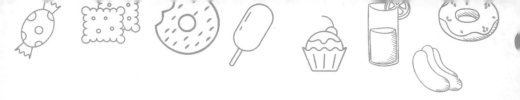

怎么会这样呢？请记住，你的身体是你内部导航系统的一部分。请无条件地拥抱你的身体，通过内部感知的过程，使你与你的内感意识保持一致。科学家 A. D. 克雷格（A. D.Craig）将其描述为一个全域的情感时刻——在这个时刻，最高水平的内感意识整合代表了有知觉的自我。

本周目标

为你当下的身材选择舒适的衣服

当你清空了抽屉和衣橱里不合身或过时的衣服后，你可能会发现你对衣服的需求存在缺口。买几件关键的衣服来充实你的衣橱是非常有帮助的。关键是，这样做的同时也要根据自己的财务状况量力而行。这可能意味着要省吃俭用、去旧货店购物、与朋友交换衣物，或者向你最喜欢的服装店（包括网上商店）索要礼品卡作为你的下一个生日礼物。

本周：根据你的财务状况制订一个计划，买几件基本的衣服，这些衣服要舒适地适合你现在的身材，而不是过去的身材，也不

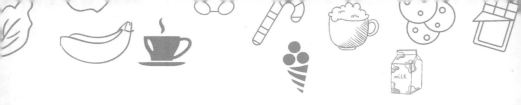

是你希望的未来的身材。可以考虑从内衣开始，然后在此基础上
逐步增添。

放弃节食文化

第289天 离开节食文化就像离开一段虐待关系

　　节食文化与虐待关系的相似之处令人震惊。在一段不健康的
关系开始时，受虐待的一方可能会有以下想法。

- 他们会让被虐待行为合理化，认为只需要能改变自身的行为就可
  以让这段关系继续下去，从而为虐待自己的伴侣开脱。同样，节
  食者得出的结论是，解决办法就是努力、努力、再努力。这一次
  会有所不同，真的会！

- 将施虐者造成的关系问题归咎于自己。同样，节食者也会觉得自
  己有错，像个失败者。价值数十亿美元的节食行业将"失败"的
  节食归咎于消费者，而不承认是他们的产品让消费者失败这一
  事实。

　　渐渐地，被虐待的一方就会失去自主权，其自我信任和信心

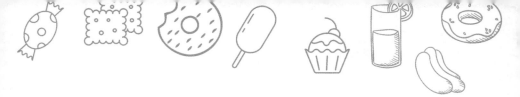

都会受到侵蚀。当你终于准备离开这段虐待关系时，你可能会被诱人的空洞承诺所迷惑，这些承诺会让你留下或回来。这听起来是不是很熟悉？

真正的罪魁祸首是那些阴险的节食文化，它把吃某些食物妖魔化，把身材羞耻正常化。节食文化使你与你的身体、你的需求和你的生活脱节。它告诉你什么能做、什么不能做。它要求你服从和遵守规则。你不是问题所在，你的身材也不是问题所在。节食文化才是问题所在，它才是施暴者。

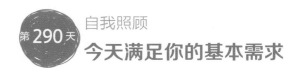

自我照顾
第290天 **今天满足你的基本需求**

今天你如何满足自己的需求？以下是一些建议：

- 生病时待在家里；

- 饿了就吃点东西，而不是等饿到要狼吞虎咽；

- 当你感到孤独或需要帮助时，向别人求助；

- 今晚要保证充足的睡眠，选择合适的时间上床睡觉；

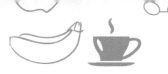

- 对那些只会消耗你的精力而不是让你恢复精力的事情说不；

- 安排好并好好利用你的假期时间；

- 遵医嘱服药。

周中检查

第291天

你的服装舒适度计划是什么

不用太着急制订购置适合你当下身材的服装计划。一旦计划制订完成，考虑一下你需要做些什么来完成它？

- 也许你需要在情感上处于正确的位置；

- 也许你需要的是意愿和接纳；

- 也许你需要考虑自己的经济状况。

在决定下一步行动之前，要考虑所有这些因素。

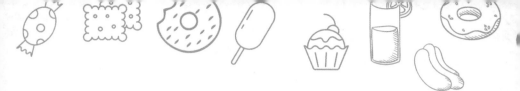

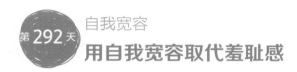

用自我宽容取代羞耻感

　　羞耻感是一种自我贬低的情绪，其根源是认为自己从根本上就不值得的、是有缺陷的。这种情绪与"我就是缺陷或错误"的想法融合在一起，而不是你希望改变的行为。就像一个无情的、自我羞辱的马桶漩涡，让人迅速陷入消极。它可能会从这样的事情开始：

- 我是损坏的货物；
- 我一团糟；
- 我是最烂的。

　　自我宽容是令人羞愧的轶事，这意味着接受人类会犯错的现实，但你不是一个错误。

　　带着对自己的温柔善意接受这个事实，痛苦就会减轻。你可能会对自己的行为感到失望，或者对让你走到这一步的思维过程感到失望，但不要破坏对你内心人性的尊重。你也可以忍受痛苦的经历，而不把它们个人化。

培养一种不加评判的开放意识会帮助你承认自己的想法和感受，而不会过度认同或否认它们。这个过程听起来可能是这样的：

- 我在成长，从错误中学习，人无完人。
- 我不是我的思想或感觉。
- 很多人都在纠结与自己身体的关系，而我正在努力寻找一种治愈的方法，这需要时间来学会用一种更友善的方式与自己和自己的身体对话。

 直觉性进食箴言

让食物和我的身体和平相处是可能的。

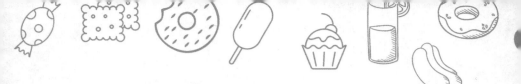

 饮食冥想

第294天

接受食物的互联性和特权

愿我认识到，我有特权购买能滋养我身体的食物。

愿我能向种植、储存和分配食物的相互联系网致敬。

愿我能感谢农民、田间工作者、卡车司机、杂货店店员，以及所有参与其中的人。

愿我能感谢大家相互依存，才有了我盘中的食物。

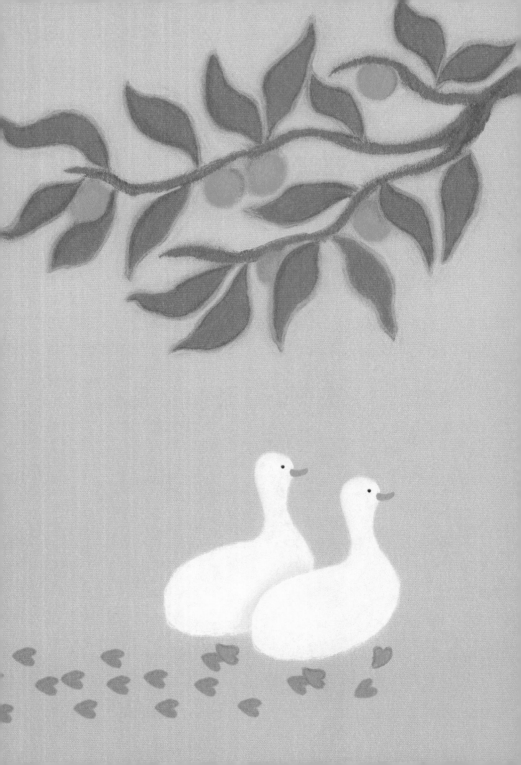

原则 9

运动以感受差异

第 295 天 ~ 第 329 天

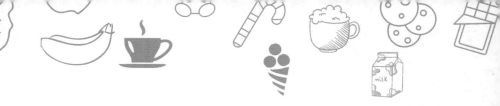

本周目标

第295天

你上一次玩得开心是什么时候

就像直觉性进食法能帮助你找回饮食满足感一样，它也能帮助你找回运动的乐趣。想象一下，在没有日程安排或强迫的情况下活动你的身体，即不用担心要持续多长时间、达到什么强度或消耗多少卡路里。寻找一项快乐的活动可以改变你与运动的关系，尤其是当运动与充斥着令人担忧或与痛苦的记忆（比如被戏弄或被惩罚）有关时。

你上一次玩耍或开心地活动身体是什么时候？如果这很难想起来，那就回想一下你的童年吧：你小时候有没有喜欢的游戏或活动（比如游泳、跳舞、跳绳）？现在，这些活动对你还有吸引力吗？

本周：探索尝试一种基于享受的新活动的可能性。充分发挥你的想象，比如乒乓球、呼啦圈、飞盘、手球、躲避球、匹克球或篮球；也可以考虑与家人或朋友一起进行的活动，如轮滑、接球、骑自行车、散步或聊天。还需要更多灵感吗？可以在 Meetup.com 上寻找一些不需要任何承诺、费用或设备的想法。

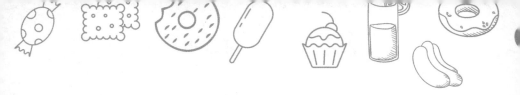

　　如果你的身体感到疼痛或有活动不便的情况，那么考虑适合各种体型、能力和兴趣的人的活动就尤为重要，这可以包括在椅子上进行的活动，比如椅子瑜伽、椅子太极或尊巴椅子舞。

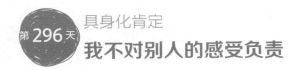

具身化肯定

第296天 我不对别人的感受负责

　　你当然要为自己对他人的言行负责，但你不必为他人的感受负责。你无法控制他人对你所做决定的反应，比如他们是否理性地对待这些问题、是否理解这些问题，这都取决于他们自己。如果你根据别人的预期反应来做决定，你就不是在真实地生活，这会让你产生一种不平衡的生活感。

　　举例来说，如果某人以会做一道特别的菜肴为荣，你没有义务为了让他开心而吃这道菜。你当然可以表达谢意，或者要求带一些回家。

实 践

回想一下有没有这样的情境，有人把食物强塞给你，结果你没有吃，对方表示出失望之情。当时也许你已经吃饱了，或者就是没有兴趣吃。注意你决定尊重自己的界限时身体上的舒畅感，并细心体会这种感觉。

把手放在自己的胸口上或来个自我拥抱，慢慢地重复三遍"我不对别人的感受负责"。

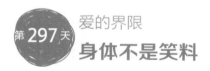

第297天 爱的界限
身体不是笑料

对肥胖的恐惧一点都不好笑，它是一种偏见，在伤害人们的同时让身体羞耻和体重污名永久化。它还让人们很难从进食障碍、饮食紊乱和节食文化中恢复过来。然而，人们通常会默默地附和有关肥胖的笑话，因为他们不知道还能做什么或说什么。问题是，沉默是一种共谋。

你可以在你的影响范围内设定界限，包括家人、朋友、同事

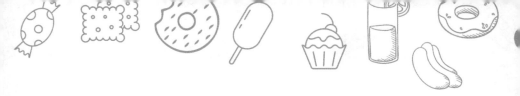

和其他你经常见到的人。你可以大声说出来，让他们知道你对这种幽默的感受。这里有一些你可以说的话和你可以采取的行动。

- 我不认为关于肥胖的笑话好笑。

- 侮辱别人的身体一点都不好笑。

- 这些笑话让我觉得不舒服。

- 拿别人的身体开玩笑是不厚道的。

- 人的身体不是笑料。

- 身体物化和笑话是身体形象问题和进食障碍的温床。

- 运用你的肢体语言。举起你的手示意"停止"，接着说"我希望你不是要讲一个羞辱身体的笑话。这样的笑话一点都不好笑，而且会伤害到别人"。

- 离开这个话题。虽然这并没有没定界限，但它可以让你远离有害的笑话和对话。

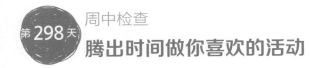

第298天 周中检查
腾出时间做你喜欢的活动

腾出时间去做你喜欢的事比去做你害怕的事更容易，这可能

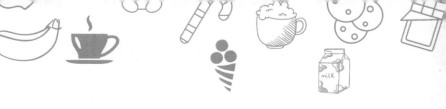

包括尝试几种不同类型的活动，看看什么是真正适合你的，就像试驾汽车一样。重要的是要有耐心，花点时间找出真正能给你带来快乐的事情。

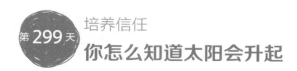

培养信任

第299天

你怎么知道太阳会升起

无论乌云密布还是雨雪交加，太阳每天都会升起。我还没有遇到一个人对此事持怀疑态度。为什么我们每个人都知道这种太阳每天升起的伟大模式呢？我们在这种循环的知识中绽放和觉醒，常常认为这是理所当然的。当我们反复目睹这种物理真理时，我们就习惯于相信这些。同样的，如果你在成长过程中反复经历和接受"你的身体值得信任"的信息，你就会知道这是真的。

一旦节食文化进入我们的视野，自我怀疑就开始出现。节食文化可以表现为父母、老师、教练、家人、朋友、医疗保健专业人士、健康影响者和媒体无休止的身体和食物评论。再加上长年累月花在节食和减肥计划上的时间，你就会对自己的身体产生怀

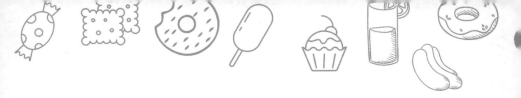

疑。如果你现在不相信自己的身体，这是可以理解的。这需要你反复、持续地善待你的身体，及时地滋养它。有了耐心和练习，你会再次了解和信任自己的身体。

第300天 内感意识
通过一块冰感知当下

手握一块冰，如果直接拿着冰块感觉太刺激，你可以用纸巾把冰块包起来。你的手对冰块的温度有什么反应？你有什么感觉？这种感觉只局限于你的手，还是它似乎在扩散？注意你握着冰的手的颜色，你看到了什么？

第301天 直觉性进食箴言

> ★ 追求有意识的减肥会干扰直觉性进食的过程。 ★

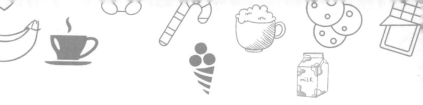

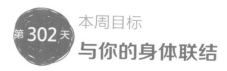

第302天 与你的身体联结

为了享受而活动你的身体是一个独特的与它联结的机会，这有助于加强内感意识。每一次与身体的体验进行交流，都会加深彼此的联结。这个过程需要时间、练习和耐心。

本周：注意你在运动时的感觉，无论是伸展、保持平衡、走路还是跳舞。这项活动给你的身体带来什么感觉？愉快、不愉快还是平和？如果你觉得愉悦或平和，棒极了！那就可以更进一步，产生好奇心，注意是什么导致了这种状态。也许你穿着舒适的衣服，也许是运动强度或时间合适。

如果你发现自己感到不愉快，就好奇地想一下为什么会这样？是活动的强度太大、活动量太大还是活动节奏太快？也许你感觉到一种新的伤害，也许是太热了，也许你觉得不安全。答案没有对错之分。只要检查一下就可以了。为了获得更愉快的体验，下次你可以尝试什么？

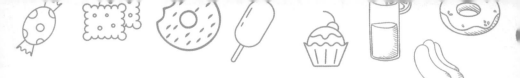

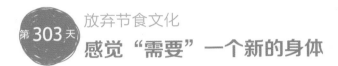

放弃节食文化

感觉"需要"一个新的身体

如果你发现你渴望拥有一个新的身体，那请考虑一下下面的
情况是否适合你。在这种渴望的背后，你可能是在渴望_____
_____?

- 联结；
- 交流；
- 赞同；
- 耐力；
- 力量；
- 归属感；
- 自主权；
- 自由。

如果不把重点放在改变自己的身体上，那你怎么能努力实现
这些品质呢?

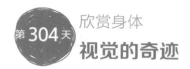

欣赏身体

第304天
视觉的奇迹

想想你今天要做的所有事情，其中有多少是依靠视觉的？从平凡到超现实，无论是在旅途中导航还是与爱人对视，我们的视觉都是一个强大的门户。它是我们神经系统中唯一与外部世界接触的部分。

谢谢你，我的眼睛，你是我与他人建立联结的强大纽带。我的眼睛向人们致意，并为他们的生活提供富有同情心的见证。我的眼睛表达着各种各样的感情，从因悲伤落泪到喜极而泣。在欣赏大自然的壮丽景色、画家笔下令人回味的艺术作品或阅读诗歌作品时，我的眼睛会让我的灵魂目眩神迷。在日常生活中，我通过眼睛观看影视作品、阅读新闻，或找到我丢失的钥匙。我的眼睛见证了我的生活，并指引着我前行。

你欣赏自己眼睛的哪一点？

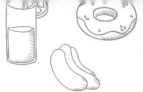

周中检查

第305天 感受运动时与身体的联结

关于运动的身体感觉，你注意到了什么？专注于运动时消耗的卡路里会让你的注意力集中在外部，从而使你与身体脱节。相比之下，关注自己的感受可以防止受伤和倦怠，同时增加享受和乐趣。这也是直觉性进食法的一种交叉训练形式，因为这种身体意识可以帮助你注意到饥饿感和饱腹感。这一切都源于内心对感觉的感知。通过练习，这一点会变得更加清晰和容易。

自我照顾

第306天 了解你自己和你的底线

只有你能成为你自己的专家。只有你知道自己的想法、感受、经历、情绪和能量。

然而，我们很容易陷入取悦他人的困境，从而变得完全以他

人为中心。当你知道自己的底线和你实际可以处理的事情时，设定界限来保护你基本的自我照顾感觉更自然。设定并保持界限是确保你的自我照顾需求的一项重要技能。

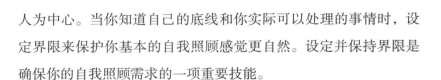

不喜欢自己现在的身体没关系，这是过程的一部分

要想成为直觉性进食者，就必须喜欢、接受或爱自己的身体吗？你是这么认为的吗？如果是那就太好了，但最重要的是，你要在情感上诚实地面对自己的感受。

坦率地说，如果你在人生的大部分时间里都讨厌自己的身体，那么突然向喜欢自己的身体转变是不现实的。对于任何在节食文化中长大的人来说，将瘦的理想和肥胖恐惧内化是完全可以理解的。全世界都有这样的人。

保持两种相互冲突的心态是完全有可能的，即一边与你的身体对抗，一边又想真正地与它和平相处。当你把注意力转移到重

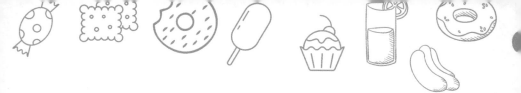

视你的人格和人性上，而不是物化你的皮囊时，你对自己的真实感受和善意也会随之改变。

第308天 直觉性进食箴言

> 通过练习直觉性进食，我正在修复我与食物和身体的内疚关系。

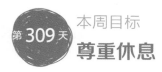

第309天 本周目标
尊重休息

当你陷入节食文化的漩涡时，体育锻炼可能会让你觉得是一种强迫性的、惩罚性的活动，这对你的身心健康都不好。能够抽出时间让身体休息是很重要的，尤其是当你生病或感到伤痛的时

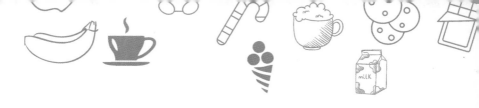

候。事实是，你不会因为缺席一两天甚至休息一周而失去体能。休息一段时间也有助于防止倦怠。

本周：注意你身体的感觉。计划至少多休息一天。注意这个想法给你带来的感受。也许它会让你引发你失去体能的恐惧，或者担心自己再也不想锻炼了（当你一直在无情地压榨自己你的身体时，这种恐惧就很常见）。当你休息一天的时候，注意一下你下次运动时身体的感觉。

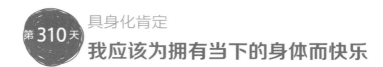

具身化肯定
第310天 我应该为拥有当下的身体而快乐

你是否有过做事情和做决定要等到自己有了"合适的身材"的情况？比如约会、度假、申请新工作、学习一项新运动、生孩子、买一件合身又符合自己风格的衣服。这类情况发生过多少次？这不是生活，这是文化制约和对肥胖的恐惧。

这种肯定会提醒你，要生活在当下，无论饮食文化如何蛊惑人心，你都应该拥有快乐。

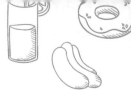

> **实 践**
>
> 回想一下，你全身心地参与到一项活动中，不管你的身体感觉如何，那都是一次积极的经历。也许这次经历甚至让你大吃一惊！也许那是你参加同学聚会、去海滩、参加婚礼、约会或度假时的经历。当这件事牢牢地刻在你的脑海里时，把它与快乐、满足或其他积极的情绪联系起来。现在，细心体会这种感觉。
>
> 把手放在自己的胸口上或来个自我拥抱，慢慢地重复三遍"我应该为拥有当下的身体而感到快乐"。

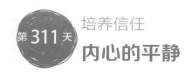

培养信任

内心的平静

当你修复与身体的信任和联系时，就会有一种开放和超越感，从而获得一份美丽的礼物：内心深处的平静和认知。没有人能把它从你身上夺走。节食文化可以大声吆喝，挥舞着它最新最棒的超级食物、超级计划、能超级收缩你的身体，但这不是一种饮食

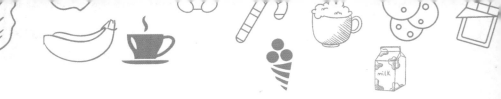

的修辞。你不会被蛊惑，因为你知道自己的真相。你的身体体验是你自己的。你的认知会变得不可动摇。这并不是要你对自己的身体或饮食感到完美，而是根植于自己的真实想法，不对节食文化无休止的嘲讽做出反应或将其内化。

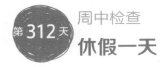

周中检查
第312天 休假一天

你计划好休息一天了吗？这也是认知灵活性的一个很好的练习，这样你就可以尊重你身体的需求。有时候，这种需要就是休息。休息对有些人来说是很困难的。我们的"刷任务"文化会奖励我们不停地工作，这往往是以牺牲自己的需求为代价的。你的价值不应该与你的工作效率挂钩。

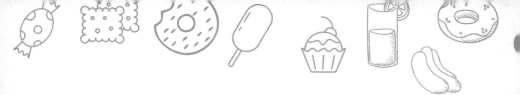

第313天 看你的脚并感受你的脚

　　此时，找一个地方坐下来，比如坐在椅子上、沙发上、凳子上或长椅上，双脚着地。当你感觉舒服并安顿下来时，做几次放松的呼吸。现在，把你的注意力放在你的双脚上。你能感觉到你的脚底触地吗？这种感觉是什么样的？是热的、冷的还是温和的感觉？你的脚掌感觉如何？动动你的脚趾。你的脚趾感觉如何？你的脚掌和脚趾内部的组织感觉如何？你是否有隐隐作痛、疼痛、压痛、麻木、刺痛或灼烧的感觉？

　　无论你是坐着还是站着，当你与地面连接并感觉到双脚着地时，你就存在于此时此地。它还是一个强有力的提醒：我是有根的，我在呼吸，我活在当下。

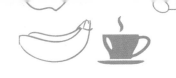

 情绪与渴望
与渴望节食做斗争

如果你发现自己渴望再节食一次，其实这是很常见的。这种渴望实际上提供了一个更深入观察的机会。当出现渴望节食，也就是出现想改变生活方式的渴望时，很可能是一种未被满足的需求或潜在的情感。当这种情况发生时，探索以下这些可能性。

- 我渴望确定性吗？节食文化和节食提供了一个虚假的确定性承诺。
- 我渴望从焦虑中解脱出来吗？节食文化让人深感心烦意乱，比如来自新工作、新学校或新生活的改变。
- 我是在寻找刺激吗？节食文化提供了刺激和幻想。
- 我是在找寻融入感和归属感吗？节食文化通过实现理想的体型和分享改变身体的共同目标来提供归属感的幻想。

考虑其他方式来满足这些欲望或需求，而不是通过重新参与节食文化而使你的身心受到伤害。

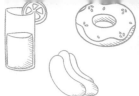

第315天 直觉性进食箴言

> 　　就像空气对生命至关重要一样，营养对我的身体也至关重要。

本周目标

培养身体平衡

　　保持平衡的能力是本体感觉的一种功能，它是我们的身体在任何既定时刻都知道我们在空间中的位置的能力。平衡是我们经常认为理所当然的事情。然而，它在日常生活中非常重要，比如行走、坐立以及防止跌倒和失足受伤。随着年龄的增长，平衡能力会下降。幸运的是，平衡感或本体感觉是可以培养的。

　　本周：考虑尝试一些听起来对你很有吸引力、有助于发展和

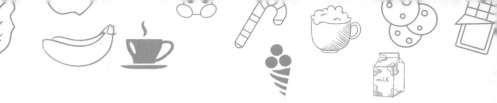

保持平衡的活动，比如瑜伽、太极拳、芭蕾舞、普拉提、武术或单脚立这样基本的平衡活动。

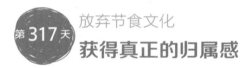

放弃节食文化

获得真正的归属感

真正的归属感是活出真实的自己，而不是试图去迎合他人的期望。一旦你睁开眼睛，看到了节食文化的无用和危害，你就会无法视而不见。你就再也不能参与其中了。当你断开节食文化的触角时，通常会经历一段不安和悲伤的时期，这是意料之中的。你没有任何问题。这是一种思维模式的转变。

在这个时期，开始探索与新社区建立联系的方法，或开展能支持你、让你焕然一新的活动，可能对你会有所帮助。你可以尝试一些非常简单的事情，比如养花弄草、加入一个读书会、加入一个志愿者组织、参加一个在线帮扶小组，或者在社交媒体上浏览积极的、鼓舞人心的、不受节食文化影响的内容。

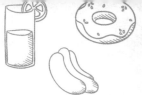

 饮食冥想

自我联结

愿我与进食的感觉相连。

愿我能享受美食的视觉、味觉、香气、声音和口感。

愿我体会到，每吃一口，我都在修复我与食物的关系和联结。

愿我珍视每一次对饥饿的尊重，都是在重建与身体的信任和联结。

第319天 周中检查

平衡能力评估

你有没有尝试过改善平衡的运动？平衡能力的提高会如何影响你的生活质量？如果你想对自己的平衡能力进行一个简单评估，不妨试试这个动作。在附近有墙或支撑物的地方，看看你能否单

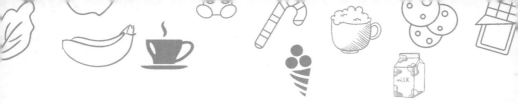

腿站立 30 秒或更长时间而不摇摆或失去平衡。请记住，这与你作为一个人的价值无关，请带着温和的好奇心和探索精神来做这个动作。

自我宽容

不管你昨天吃了什么，你的身体今天仍然需要营养

放下昨天很重要。节食文化会让你对任何察觉到的饮食失当行为进行补偿。因此，如果你认为自己吃得太多，你就会惊慌失措地限制饮食。但这样做会让你与身体脱节，它强化了按照你头脑中的规则生活的观念，而不是通过你当下身体的直接体验生活。对察觉到的饮食失当进行补偿，剥夺了你看到自己的身体在必要时如何自然调整的经验，从而进一步侵蚀了你对身体的信任。

你有减少饮食的习惯是可以理解的。有什么好方法可以让你放下昨天甚至是今天早上，照顾好自己当下的身体呢？

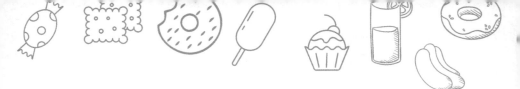

 具身化肯定

第321天 我只需要我的同意就可以确认

文化使我们顺从和服从。久而久之，你开始迷失自我，向他人寻求认可。这种肯定会提醒你自己的权威和作用。

实 践

回忆一下，有一次你为自己做了一件非常成功的事情。也许是你踏上了一段与你的成长经历不同的精神之旅，也许是重返校园，也许是改变了职业，也许是说出了你的真实想法，或者做了一个不受欢迎的决定。这并不需要是一个重大事件或决定，哪怕是一闪而过也可以。当这个决定或事件在你的脑海中被清晰地回忆起来时，与自知的感觉联系起来。现在，细心体会这种感觉。

把手放在自己的胸口上或来个自我拥抱，慢慢地重复三遍"我只需要我的同意就可以确认"。

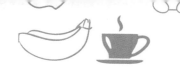

培养信任
完美主义的期望会侵蚀信任

没有谁生来完美。没有完美的饮食、完美的思维、完美的身体或完美的生活。就连我们的重要生命密码 DNA 也会发生变异！当你追求完美时，你其实在违背自然规律。有抱负或做到最好并没有错，但对完美的期望会把生活变成一场表演，而且代价是巨大的。你会因此失去真实的自我，失去与真实自我的联结。这逐渐演变成自我怀疑，你甚至会觉得不知道自己是谁。

当你沉迷于追求"完美"饮食时，根据最新、最流行的饮食时尚，你很可能会发现自己到了"不知道怎么吃了"的地步，即使你拥有很多食物和营养知识。当你开始将注意力转移并优先考虑自己的身体，以及与你的身体的感觉建立联结时，这种情况就会改变。

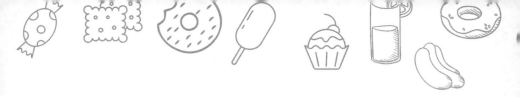

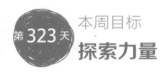 本周目标

探索力量

力量是运动中需要去探索的一个组成部分，因为它影响着我们的生活质量。例如，仅一次力量训练就已被证明有助于缓解焦虑。力量训练可以防止受伤，帮助你的肌肉和骨骼变得更强壮，改善血压和情绪，帮助调节血糖，并减缓随着年龄增长而发生的肌肉自然流失。力量训练也被称为阻力训练，这意味着你可以利用自己的体重（像瑜伽一样）或使用腕带来增强力量。

本周：探索一些有趣的方式，将增强力量的活动融入到你的生活中。可以参考网上一些不到 30 分钟的瑜伽视频。

第324天 直觉性进食箴言

> ★ 直觉性进食是对节食文化和体重污名的健康反抗。 ★

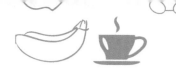

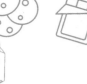

爱的界限

别被"我很担心你的健康"带了节奏

与节食文化有关的"关心的唠叨"其实是一种打着"关注健康"的幌子进行的"肥胖恐惧"宣扬。从表面上看,"我只是担心你的健康"似乎是一种社会可以接受的、评论某人体型的方式。

与流行的观点相反,你不能通过观察一个人的身材来判断他的健康状况。同样的道理也适用于识别进食障碍、运动能力和性格特征,其主要的混淆因素对健康起着关键作用,因为他们经常用带有偏见的"科学体重"作为参考。这些因素包括但不限于不良的童年经历、社会孤立、孤独、睡眠剥夺、创伤、健康的社会决定因素、贫困、种族主义、体重反复和体重耻辱等。

无论这种关心是出于善意还是恶意,对别人的身体发表评论都是不可接受的。你可以这么说:

- 请不要评论我的身体或健康;
- 这是我的身体,也是我的私事;
- 我的身体不值得讨论;
- 问题在于对肥胖的恐惧,而不是我的身体;

- 我的健康是我和我的医疗团队之间的私事；
- 对我的身体说三道四，不管你的本意是什么，对我的健康都是不好的。

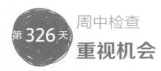

第326天 周中检查

重视机会

你有没有发现一些你觉得有趣的强化力量的运动？重要的是要使运动与你的身体相匹配，当你觉得准备好了的时候慢慢开始。不要急于求成，让你的身体来引导你。

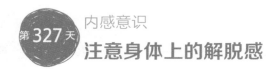

第327天 内感意识

注意身体上的解脱感

我们的描述语言提供了关于解脱感的线索，比如"我肩上的

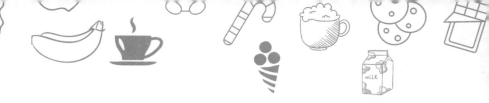

重担减轻了""这让我如释负重"或"一个巨大的负担被解除了"。当你感到重担被卸下或负担被减轻时，无论是完成了待办事项、发现自己通过了考试，还是找到了工作，你的身体都会有这种感觉。

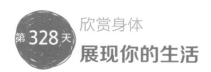

实　践

　　下一次当你体验到某种精神上的放松时，请注意你身体的变化。整体感觉如何？也许是一种轻盈感？你身体的什么部位感受到了？

第328天 欣赏身体
展现你的生活

　　你是否曾经因为身体不舒服而取消计划？作为人类，我们天生就喜欢与他人联结。人际关系能够滋养我们的思想和灵魂、带来健康、提高我们的生活质量，有延年益寿的作用。与世隔绝会加剧孤独感、焦虑感和抑郁感。

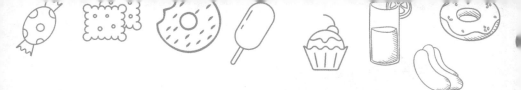

实　践

> 不管你对自己的身体感觉如何，都要下定决心参加社交活动。为了能坚持下来，你需要做些什么？比如穿合身的衣服，专注于对话而不是专注痛苦的身体想法。

放弃节食文化

放弃节食文化，制定不以体重为基础的目标

有些人错误地认为，不关注体重就意味着不关心健康。这是一个巨大的误解。请记住，体重不是一种行为，不等同于健康或也不是体能的指标。想要感觉健康并没有错，健康也不是道德上的要求。

如果你想追求健康的行为，有很多方法可以做到这一点，而不需要关注体重。以下是一些可以考虑的方法：

- 保持充足的睡眠；
- 以让自己感觉良好的方式活动身体；
- 培养和投资有意义的人际关系；
- 学习如何冥想。

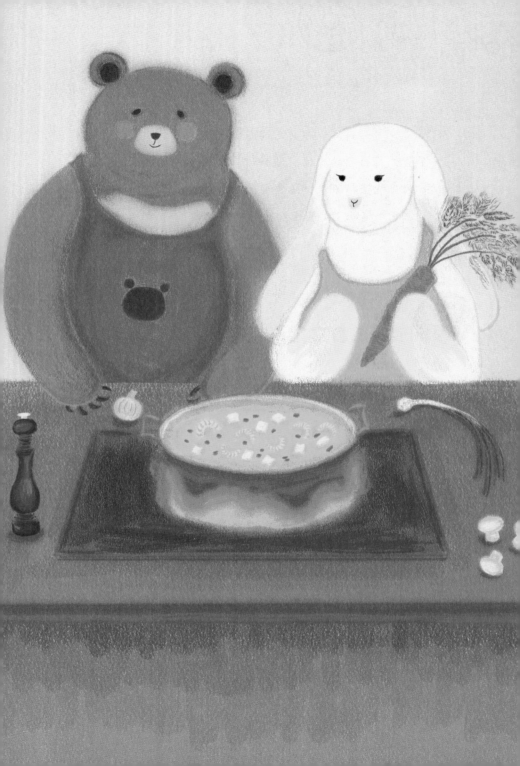

原则 10

用温和的营养呵护
你的健康

第 330 天～第 365 天

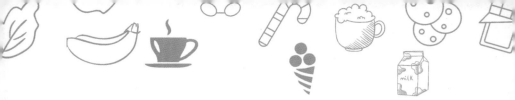

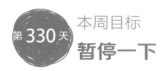

本周目标

暂停一下

当你听到"营养"这个词时会有什么感觉？它是否让你感到脊背发冷？它会不会让你产生一种恐惧感或羞耻感？在你实践这个原则之前，你与食物、心灵和身体的关系基本上得到了治愈，这一点至关重要。不幸的是，节食文化让人们对食物的选择和体型都感到羞耻。这是一种需要治愈的创伤。越来越多的研究表明，羞耻感对身心健康有着深远的影响。

虽然营养在预防许多慢性疾病方面发挥着作用，但还有其他因素对你的健康有着更深远的影响。

- 健康的社会决定因素。包括种族、经济地位、获得医疗保健的机会和居住地等因素。

- 创伤或不良的童年经历。仅在美国，十大主要死亡原因中至少有五个与不良的童年经历有关。

- 人际关系和社会联系。孤独和社会孤立被认为是最严重的公共卫生问题之一。

在这一原则上的工作选择暂停一下，绝对没有什么羞耻或评

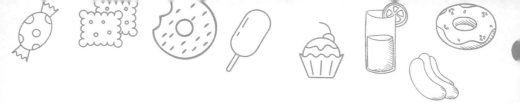

判的。请记住，心理健康和身体健康一样重要。当你觉得准备好继续的时候，就深入研究这一原则，将其视为一种自我照顾。只有你自己才能决定何时开始。

自我照顾
评估是否要承担新项目或新责任

当你真正想做一件事的时候，你就很容易投入到项目中并牢牢把握住机会。关键是要评估确定要做后的可能后果。以下是一些明确问题，可以帮助你评估影响。

- 这个机会是否符合我的价值观和愿景？
- 它是否符合我的需求，比如经验、经济或教育方面的需求？
- 这会让我焕然一新，还是让我精疲力竭，抑或对我的情感能量影响不大？
- 我有时间和精力吗？如果没有，为了全身心投入，我是否愿意（并且能够）放弃其他义务？

有时候，对你自己和对方来说，好的做法是拒绝这个机会，

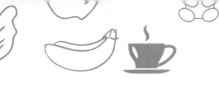

尤其是在你确实不具备条件的情况下。

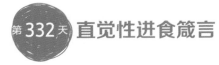

第332天 直觉性进食箴言

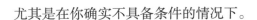

　　直觉性进食法可以从我开始帮助我们终止家族中节食文化的传承。

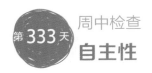

第333天 周中检查
自主性

　　你是否准备好实施"用温和的营养方式呵护健康"原则？这种感觉与别人告诉你该怎么做相比如何呢？这是关于自主性和了解自己的个人需求，最终自己决定什么最符合自己的利益。可以暂停一下，当你觉得准备好了再回到这个原则上来，没问题的。

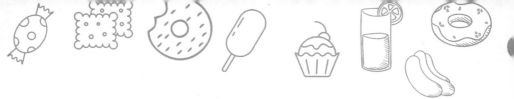

培养信任
第334天 过于细化管控你的饮食会破坏信任

当你试图控制吃进嘴里的每一口食物时，你就失去了观察自身如何自然调节和引导饮食的机会。换句话说，过于细化地管控你的饮食会剥夺你对身体运作的直接体验（和证据）。毋庸置疑，数月甚至数年后，你会产生很多怀疑，信任也会受到侵蚀。

下一次，当你觉得自己吃得"太多"或吃"错"了食物时，试着用好奇的意识去观察所发生的一切，而不是过于细化地纠正措施。请离开你一贯的方式，让你的身体向你展示它能做什么。

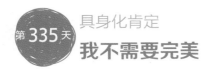

具身化肯定
第335天 我不需要完美

没有人是绝对正确的。努力去实现不现实的完美主义理想会让你陷入困境、永远焦虑不安。这种做法肯定了犯错是直觉性进

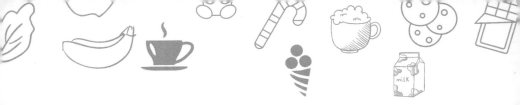

食法的一部分——这是你学习和成长的方式。

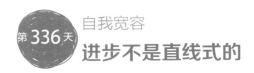

自我宽容

进步不是直线式的

即使你能理智地理解进步不是直线式的，有时仍会感到停滞不前，这也是完全正常的。这其实是学习的一个过程。

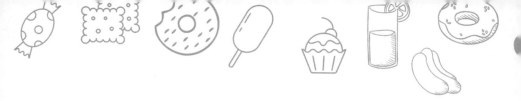

　　有时，我们会抱有不切实际的愿望，希望自己会一直取得进步。如果你多年来一直在节食或过于细化地管控你的饮食，那么指望几个月的努力就能把你从节食文化的思维模式中解放出来是不现实的（更不用说学习倾听你身体的新语言了）。要知道，稳定、平凡的自我联结是有价值的，即使它看起来毫无新意。

　　这是一个练习自我宽容的机会，尤其是当你在艰难时期总是责备自己的时候。请记住，你不能强迫自己成长或自爱。有时感到沮丧和困顿是很正常的，跟你一样的人非常多。

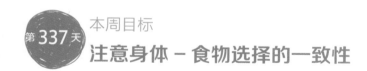

本周目标
注意身体－食物选择的一致性

　　营养不仅仅是我们选择吃的食物的营养成分。为食物的选择而苦恼会增加不必要的压力和痛苦，从而对你的心理健康造成严重破坏。只要你与食物的关系是健康的，那么追求健康饮食就没有问题。

　　只依赖外部营养指标会把注意力从身体的体验转移开，包括

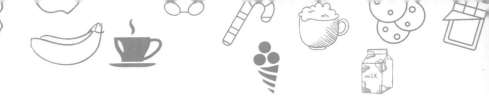

味道以及你进食中和进食后食物对身体的影响。后者被称为身体－食物选择的一致性，实际上这是一种内部感知、一种非常个人化的体验。

本周：注意进食时和进食后食物在体内的感觉。例如，你可能喜欢午餐吃一大份沙拉，吃的时候感觉很好。但也许沙拉让你的饱腹感不持久，一两个小时后你又饿了；又或者，你注意到你早餐喜欢吃甜甜圈，但你不喜欢把甜甜圈当正餐来吃；又或者，你喜欢晚餐吃辣椒和玉米面包，你享受这顿饭在你身体里的丰盛感觉。这些没有对错之分，而是关于你独特的饮食体验。

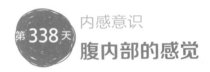

内感意识

第338天 腹内部的感觉

我们的很多情绪都是在腹部体验到的。你越熟悉这个区域的感觉，它就越能帮助你区分饥饿感和情绪暗示。

触发警告：在开始练习之前，请通读整个过程。如果你对任何方面感到不舒服，或者有创伤史，请随意跳过。练习开始时，

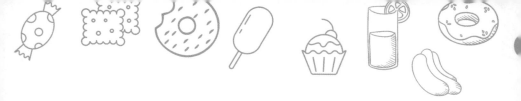

我们先让你注意表面的感觉。然后，我们将进入身体内部的感觉。

采取一个放松的坐姿，背部紧紧靠在椅背上，或者仰面躺在床上、垫子上、地上都可以。首先，注意背部紧贴椅子或地面的感觉。

然后，把一只手放在腹部。将你的意识放在手与皮肤之间的感觉上。你注意到了什么？把注意力集中在那里，直到你能清楚地感觉到你的手在腹部上的感觉。

最后，把你的意识放在你的腹部区域，放在你的腹部触摸表面的感觉和你的手与皮肤之间的感觉上。注意你的感觉。它有质感吗？有颜色吗？有形状吗？总的来说，你的这种感觉是愉快、不愉快还是平和？

第339天 直觉性进食箴言

> 我的性格和价值不是由我的食物选择来定义的。

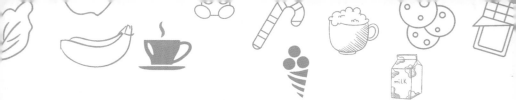

周中检查

第**340**天

进餐或吃完零食后，你体内的感觉如何

你越注意到身体 – 食物选择的一致性，你就越能开始形成个人的经验储备——真正的知识。你将能够预测哪种类型的食物或零食最适合你，即哪种食物让你的身体感觉良好、哪种食物能支撑你的身体。例如，在有压力的情况下，比如在演讲或去面试之前，你会对吃什么有更好的想法。你希望得到营养和支持，但你也不想吃得过饱。这种真正的了解也有助于修复你与食物的关系，因为你会意识到你的身体值得你信任。

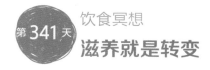

饮食冥想

第**341**天

滋养就是转变

就像太阳滋养植物生长和开花一样，食物变成了我的身体，

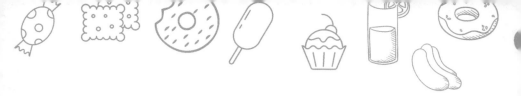

变成活细胞、活组织、活器官。愿我对食物转化为身体的过程充满敬畏和感激。

欣赏身体
你不欠任何人一个苗条身材

如果你的伴侣向你施压，要求你改变体型或减肥，这就不是爱，这是物化。我们的身体会发生变化，这是理所应当的。我们是充满活力、生生不息、不断发展的生命体。健康的人际关系建立在爱、相互尊重和自主的基础上。有时候，身体会成为错误的论据，代表着一段关系中更深层次的冲突。指责身材而不是解决关系中的混乱问题，会让人感觉更容易、更安全。

如果你还没有伴侣，想等到自己的身材符合社会标准后再去约会，你就是在伤害自己，是在自我矮化和体重污名化。拥有一个更看重你的性格和人性而不是只看重你的的身材的伴侣，对你的心理健康至关重要。各种体型和身材的人都能找到健康、美满的爱情。如果这是你想要的，你也值得拥有。

放弃节食文化

教好孩子以杜绝节食文化代代相传

如果你有孩子，或者计划要孩子，那么你可以在自己家庭中终结节食文化向下传递的想法，这是非常有意义的、治愈的并赋予你力量的。你可以通过防止节食文化造成的不必要的痛苦来帮助你的孩子，因为节食文化通常作为一种家庭价值观会代代相传。

你可以采取以下的行动。

- 告诉你的大家庭成员，你不想让你的孩子接触到有关饮食、健康、身体表扬或批评的话题。他们不必同意你的理由，他们只需要尊重你的界限。

- 请记住，你并不要求任何人改变他们自己的饮食习惯和活动模式，因为你相信身体的自主权。同时，你要求他们不要当着孩子的面讨论或八卦这些问题。

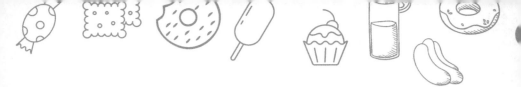

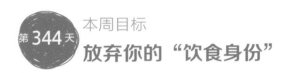

第344天

放弃你的"饮食身份"

有时候，一种特殊的饮食方式会赋予一个人一种身份，让他觉得自己是独一无二的，甚至比别人优越。但这种饮食方式确实很艰难，如果一成不变，可能会导致社交孤立或饮食失调。

想要健康和感觉良好真的很好，但这并不是人性所必需的。你不需要为了拥有尊严、自我价值或真正身体健康而参与表演性饮食。不幸的是，由于有毒的进食文化的影响，体型较健硕的人可能会觉得有必要这样吃，以便在公共场合吃得得体。可悲的是，他们经常被亲朋好友甚至完全陌生的人不断强加不请自来的建议，甚至通过饮食进行霸凌。这就是我们需要努力消除节食文化的原因之一。

本周：探索你所珍视的与你的饮食习惯无关的品质和特点。如果你觉得这很有挑战性，想象一下你的亲朋好友会如何描述你，这可能会有所帮助。试试放弃你的饮食身份会是什么感觉。

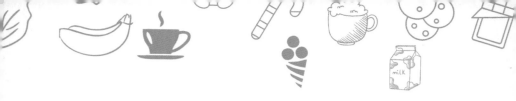

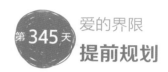

爱的界限

第345天

提前规划

如果你想提高你的生活质量，减轻你的压力，最好提前设定界限，而不是等到危机时刻才着手准备。当你未声明的界限被侵犯时，你很容易变得被动或者猝不及防，以至于你愣在那里一言不发，而内心却懊恼不已。

我们可以设定界限来保护自己不受节食文化的影响。设定并保持界限是一种持续的实践。积极设定界限可以像下面这样，通过打电话、发电子邮件或面对面交谈的方式进行。

- 当我们聚在一起吃午饭时，如果我们不谈论或批评任何人的食物选择或饮食习惯，包括你自己的，我会很感激。

- 我只是想让你知道，如果你的邻居不停地谈论她的饮食习惯，我会悄悄地退出谈话。

- 我真的需要一个没有身体羞辱的空间。我们能在下次聚会前确定这个预期吗？

- 下次家庭聚会时，我不想谈论任何人的饮食习惯。

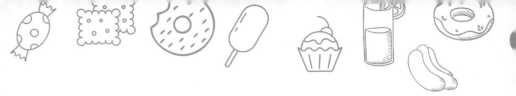

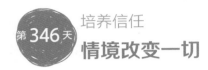

培养信任

情境改变一切

如果你从以下角度来看待自己与身体的关系会怎样呢?

> 我对自己的身体有自我怀疑和不信任,这是可以理解的,这是由我的_____(在这里插入适合你的情况,比如家人、朋友、社区、健康影响者、节食文化、医疗服务提供者、父母、身体历史和/或节食历史)决定的。

"啊,这是我的条件反射,我正在努力忘掉它。"

这一观点最重要的认识是,在文化上形成的制约条件也可以被打破和消除。想象一下,如果每次你对自己的身体感到不信任时,你都会善意地提醒自己:"啊,这是我的条件反射,我正在努力摆脱它。"

 周中检查

第347天 放弃表演性饮食

你是否被灌输了这样的观念：为了得到爱或证明自己的价值，你必须有所表现？事实是，每个人与生俱来都有尊严、都值得被尊重，不需要表演。这包括表演性饮食，比如被称为"健康的人"，或者以满足他人期望的方式进食。你可能会发现，当你放弃这种表演时，它会创造更多的心灵空间，这有助于你真正地与自己和他人建立联结。你需要做些什么才能让你安心地放弃表演性进食呢？

第348天 直觉性进食箴言

> 直觉性进食是我内心的归宿，它不仅停在我的勺叉的末端，它关乎与身体的联结与身体的尊严。

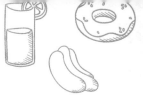

具身化肯定

第349天

我的生活经验就是我的真理

你宝贵的生活经历都藏在你的身体和头脑中，它们是你的真理的守护者。节食文化破坏了这种神圣的内感意识。这种做法肯定并承认你的生活经验是培养自己与食物、心灵和身体健康关系的重要组成部分。

实 践

回忆一下你自己的一次经历，当你意识到遵守他人的饮食规则或身体理想对你的身心造成有害的时候。你从自己的经历中知道了这一点，也许会有一种深刻的认识。当这种反思在你的脑海中清晰呈现时，把你的意识放在这一感觉上。

细心体会这种感觉，把手放在自己的胸口上或来个自我拥抱，慢慢地重复三遍"我的生活经验就是我的真理"。

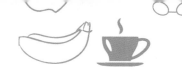

情绪与渴望

第350天

不要失去与情绪的联结

我们在童年时就学会了管理和调节自己的情绪。但如果你被羞辱或被教导你不允许有情绪，它们就会被压抑。有时，压抑是一种从童年和/或创伤中幸存下来的方式。儿童需要一个安全的环境，以及可以帮助安抚和确认情绪的照顾者。如果没有这种情绪调节的实践，你就无法学会如何去信任，更不用说管理动荡的情绪状态了。有时候，体验情绪本身就会成为恐惧的来源，从而产生一种被情绪劫持的恐惧。

幸运的是，治愈是可能的。有一些新的和有效的治疗方法可以解决这些根植于依恋、家庭系统和创伤框架的问题。你可能需要一个值得信赖的治疗师来帮助你治愈。

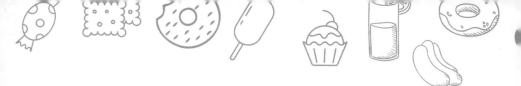

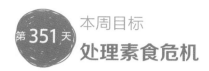

本周目标
处理素食危机

当你沉浸在节食文化中时，对吃蔬菜感到纠结是很常见的。考虑以下的情况，也许你有类似的感觉。

- 讨厌吃蔬菜。当你把蔬菜与节食和限制性食物计划联系在一起时，就很容易对吃蔬菜产生厌恶感。因此，这通常是一种惩罚性的、无味的联想。

- 害怕吃蔬菜会引发节食。对于新的直觉性进食者来说，不愿意吃蔬菜是很常见的，因为他们担心自己会掉进节食文化的陷阱里。

- 因为吃得不够而感到内疚。有时，人们会因为没有达到每天的蔬菜配额而感到内疚。

节食文化并没有把蔬菜当回事。如果你准备好探索"回收蔬菜"，请继续阅读。如果你还没有准备好，那就先跳过这个做法吧！

这种做法是将注意力转移到享受各种形式、味道和口感的蔬菜上。没有什么比内疚更能扼杀进食的乐趣了。请记住，考虑你几天或几周的饮食模式也很重要，而不是只考虑一天。

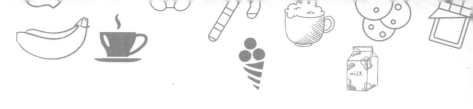

本周：将蔬菜当作正餐、配菜或装饰菜食用时和食用后，注意自己的感受。探索在你的饮食中加入蔬菜的美味方式，也许是探索新的调味料和香料、添加坚果或者使用蘸酱。

内感意识

身体感受到的认知失调

认知失调是一种冲突的状态，在这种状态下，你的思想、行为或言语，与你的信念不一致。它是当你同时持有相互冲突的想法、信仰或价值观时所感到的不适，是一种非常令人不安的感觉。通常，你的身体会首先感受到它的存在，即你感到有些事情不对劲。

刻意追求减肥就是与直觉进食产生认知失调的一个例子。大量的研究表明，节食对绝大多数人都不起作用，即它具有不可持续的，会增加你增重的风险（请记住，体重增加本身并不是负面的），而且会对身心造成伤害。

无论你减肥的目的是为了"健康"还是为了美观，无论你称之为"节食"还是"生活方式"，无论你是否与健康专家合作，这

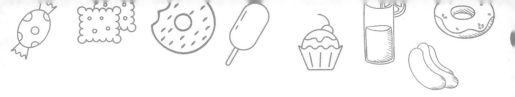

都是不正确的！事实上，这些被揭示出有害和无效的研究，绝大多数都是在医疗监督下进行的。

此外，追求减肥会干扰你成为直觉性进食者的过程，因为它会把你的注意力转移到饮食的外部规则上，而不是内部过程。注意节食不起作用的想法会给你带来怎样的感受。会让你生气吗？会让你处于认知失调的状态吗？你在身体的哪个部位能感受到它？

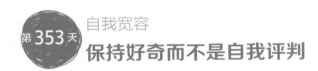

自我宽容

第353天 保持好奇而不是自我评判

当你在探索你的身体和食物的想法时，练习用温和的好奇心语言而不是自我评判的语言来表达。

我想知道是什么导致了这一切：

- 对食物的强烈渴望和随之而来的暴饮暴食？
- 完全无视我生理上的饥饿感？
- 对自己身体的羞耻感飙升？

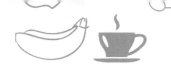

有没有可能：

- 我有不切实际的期望吗？

- 我是被过去的创伤触发的？

- 我还需要治愈吗？

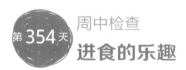

周中检查
进食的乐趣

请记住，你的身体不会打卡。你不会因为一天或一周的饮食而突然缺乏营养。你在尝试不同口味的蔬菜吃法吗？

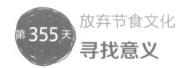

放弃节食文化
寻找意义

从节食文化中治愈并解脱出来的方法之一，是通过寻找意义

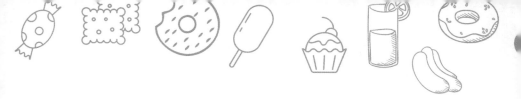

的视角来看待问题，这对每个人来说都是不同的。我们不能改变过去，但我们可以从中吸取教训。深度学习（和不学习）可以帮助你超越和放弃。

通过反思以下问题，思考你在参与节食文化和放弃节食文化过程中对自己的认识。

- 它是否改变了你看待他人、他人身体的方式？
- 它是否让你对如何抚养你的家人有了不同的看法？
- 它是否改变了你与他人交往的方式？
- 它是否明确了你的价值观和/或激情？

最后，也许你的亲身经历告诉你节食是行不通的，这无疑使你免受节食文化不断变化的宣传攻势的影响。

第 356 天 直觉性进食箴言

没有完美的直觉性进食者。

第357天 自我照顾
创建自我安抚和放松的音乐播放列表

音乐是强大的，它是我们情绪的直接入口，甚至可以安抚我们的神经系统。可以按照以下内容，创建和策划适合各种情绪状态的音乐播放列表：

- 舒缓和放松；

- 振奋精神，帮助你释放躁动的能量；

- 联结未表达的情感，如悲伤或愤怒；

- 振奋和超越。

第358天 本周目标
营养就是自我照顾

有时，由于压力或疾病会导致你的饥饿感可能会完全消失。

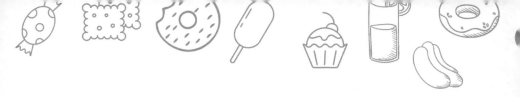

在这种情况下，你的身体仍然需要营养。这时，你需要依靠你的智慧，结合你过去的经验，找出滋养身体的好方法。这方面的部分做法是了解自己喜欢和耐受哪些食物，以及哪些食物能让自己坚持下去。另一个关键问题是你的能量水平。例如，当你生病时，即使你喜欢做饭，你也不太可能有精力做三道菜的饭。在这种时候，允许自己晚上不做饭的机会是很重要的，也许这意味着要吃好几顿冷冻食品或冷冻剩菜。这时提前做好计划会很有帮助，"营养就是自我照顾"计划正是帮助你做到这一点的好帮手。

本周：通过回答以下问题（同时牢记经济承受能力、存储和烹饪设施），制订"营养就是自我照顾"计划。

- 膳食。哪些简易膳食既美味又能让您坚持下去？你能忍受吗？是汤和烤面包？是烤奶酪三明治？是冰沙之类的流质食物？

- 零食。哪些简单零食你能忍受？是否可以填补两餐之间的空白？可以考虑一下酸奶、花生酱吐司、香蕉配冰激凌、麦片配牛奶、干果配水果、拿铁配水果。

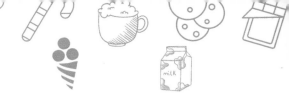

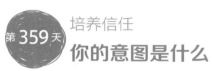

你的意图是什么

有时，做出同样的行为可能表明你重新回到节食文化中，也可能表明你正在优先考虑自我照顾，这一切都取决于你的目标。区分这两者是很棘手的，可能会破坏你的自信。例如，你决定准备一周的饭菜，使用备餐来限制你的食物摄入量，这是一种节食文化行为；另一方面，使用备餐来省钱和减轻烹饪的压力，尤其是当你时间紧迫的时候，这就是一种很棒的自我照顾方式。另一个例子是选择一份主食沙拉作为午餐，吃沙拉以减少食物摄入量是节食文化行为的体现；然而，如果一份沙拉听起来美味又清爽，那就符合直觉性进食的满足原则。

在不确定的时候，一个有用的问题是："我行为背后的目标是什么？"

请记住，发现一个挥之不去的节食文化目标并不可耻。如果是这样的话，感谢你自己在情感上的诚实。这会建立起你的自信！接下来，考虑如何调整这种行为，来支持你的直觉性进食之旅。

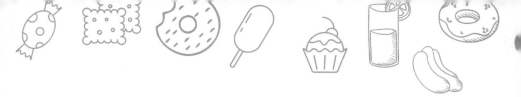

爱的界限

第 360 天

参与节食文化和社会正义问题

　　一旦你意识到节食文化，你就会发现它无处不在。瓦解节食文化需要精力，如果你要长期这样做（我希望是），保护好你有限的精力至关重要。宣传很重要。我相信，我们可以通过一次次对话来改变这种文化。

　　你没有必要去接触或教育每一个"死抱不放"的人。为了帮助辨别在谈话中投入多少时间和精力，或者是否要参与对话，我发现将充沛的精力与社会正义倡导者德西里·阿达维（Desiree Adaway）的至理名言"他们是否可接触、可教导，并已准备就绪"结合起来考虑是很有帮助的。

周中检查

第 361 天

轻松获取营养作为自我照顾

　　考虑将你的"营养就是自我照顾"计划放在一个容易接触的

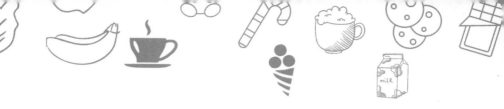

地方，比如放在你手机上的备忘程序或发到自己的电子邮件中。这样，你就可以随时予以调整和添加。确保计划中你有一些简单的免做饭的选择，比如点外卖或把餐食直接放进微波炉加热。

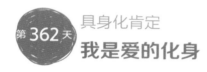

第362天　具身化肯定

我是爱的化身

在以外表为基础的节食文化中长大和生活，会给人一种没有归属感的感觉，尤其是因为绝大多数人都不符合社会所崇拜的苗条理想。随着时间的推移，你对自己和他人的爱可能会取决于你的外表。你不仅是可爱的，在你的内心深处你也是爱的化身。无论你在镜子里看到什么，这都是真实的。这种做法肯定了你爱的真谛。

实　践

回忆一下，你曾在什么时候感受到了对自己的爱。也许是在你很小的时候。也许是当你沉浸在大自然中，看着日落或不可思议的美景，感受到一种对自己的爱的联系。也许这

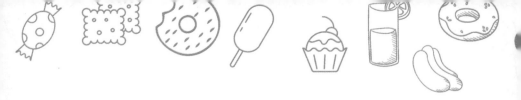

感觉像是完成了一项非常困难的任务。静坐一会儿，看看是否会出现一个事件或情况。如果没有，回想一下你对宠物或其他人深深的爱意，把这种爱的感觉联系起来。现在，细心体会这种感觉，把它引向你自己。

把手放在自己的胸口上或来个自我拥抱，慢慢重复三遍"我是爱的化身"。

第363天 直觉性进食箴言

> 当我越来越多地与自己身心的需求联结在一起时，我发现直觉性进食之旅正在改变我的生活。

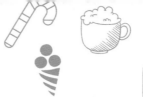
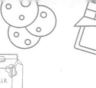

 放弃节食文化

第364天
同情被困在节食文化中的人

当听到有人兴致勃勃地谈论时下最新的节食生活方式时，你很可能会被激怒或感到恼火。还记得你曾经有过的充满希望和兴奋的感觉吗？还记得你坚信自己这次真的找到了答案吗？最终，可以预见的是，你会谦卑地相信这种节食生活方式是行不通的，而且要付出很大的代价，生活在节食文化的阵痛中是痛苦、焦虑和失望的。

总有一天，你会完全从节食文化中解放出来。对那些仍被其纠缠的人，你会心生真正的同情心。当人们觉得准备好了，他们就会改变。有时，他们需要自己的经历和体悟来摆脱节食文化。当他们这样做的时候，你就可以给他们指明方向。

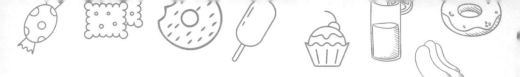

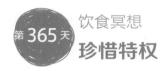
饮食冥想
珍惜特权

愿不必要的痛苦能够结束。

愿没有人挨饿。

愿全世界都粮食安全。

愿我不要把吃到这顿营养丰富的饭的特权视为理所当然。